Uli Zeller

Menschen mit Demenz begleiten

Uli Zeller

Menschen mit
DEMENZ
begleiten

ohne sich zu überfordern

Ein Ratgeber für Angehörige

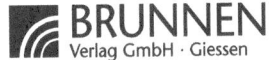
BRUNNEN
Verlag GmbH · Giessen

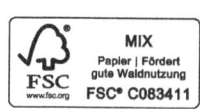

4., überarbeitete Nachauflage 2025

© 2016 Brunnen Verlag GmbH
Gottlieb-Daimler-Str. 22, 35398 Gießen
info@brunnen-verlag.de
Die Nutzung von Bild-, Sprach- und Textdaten für sog. KI-Training
und ähnliche Zwecke ist nur nach vorheriger schriftlicher Genehmigung erlaubt.
Lektorat: Eva-Maria Busch, Überarbeitungen: Alena Dörr
Umschlagfoto: Adobe Stock
Umschlaggestaltung: Daniela Sprenger
Satz: DTP Brunnen
Druck: CPI books GmbH, Deutschland
ISBN Buch 978-3-7655-2062-4
ISBN E-Book 978-3-7655-7447-4
www.brunnen-verlag.de

Inhalt

6

Zu Beginn: Fünf Punkte

1. Danke

Ohne die Hilfe vieler Menschen wäre dieses Buch nicht zustande gekommen. Dafür sage ich Danke. Dieses Buch ist aus mehreren Vorträ-
gen und Seminaren entstanden, die ich zu Themen wie „Umgang mit
Demenz" oder „Demenz und Glaube" gehalten habe. Ein herzliches
Dankeschön an alle Teilnehmenden für ihre vielen wichtigen Impulse,
die in dieses Buch eingeflossen sind. Vor allem bin ich den dementen
Menschen dankbar, mit denen ich zu tun habe. Durch unsere Beziehung
haben sie die Neuauflage dieses Ratgebers weiterentwickelt, ohne dies
zu wissen.

2. Zu Namen und Anrede

In diesem Ratgeber finden sich viele Beispiele aus der Praxis. Die meisten davon habe ich selbst erlebt. Manche Beispiele stammen aus der
Erfahrung anderer. Die Episoden wurden so weit verfremdet, dass keine
Rückschlüsse auf Betroffene mehr möglich sind. Auch die Namen wurden verändert. Ich spreche unsere Bewohner im Pflegeheim grundsätzlich per Sie und mit Nachnamen an. Dieser Ratgeber ist aber vor allem
für Angehörige geschrieben. Daher beschreibe ich die Praxisbeispiele so,
wie wenn ich die Bewohner mit Vornamen ansprechen würde.

3. Die christliche Perspektive

Dies ist ein Ratgeber aus christlicher Sicht. Ich habe ihn für Demenz-
Begleiter geschrieben, denen der Glaube selbst viel bedeutet. Aber auch
wenn das nicht der Fall ist, kann Ihnen das Buch bei der Betreuung dementer Angehöriger helfen, die in der christlichen Tradition verwurzelt
sind.

4. Rückmeldungen von Lesern

Im Internet finden Sie meinen Blog: www.zeller-geschichten.de
Über diesen Blog können Sie mich auch erreichen und meinen Newsletter bestellen. Aus diesem Blog habe ich einen Beitrag hier mit ins Buch genommen. Apropos Kontakt. Durch das Internet sind Rückmeldungen von Lesern heute auf eine ganz andere Art möglich als früher. Ich habe viele Anmerkungen berücksichtigt. Durch Rückmeldungen von Lesern bin ich zum Beispiel auf die Idee gekommen, einige Gedanken zum Thema „Essen hält Leib und Seele zusammen" mit aufzunehmen. Ebenfalls finden Sie in der Neuauflage einige einfache Spiele, die Sie mit Menschen mit Demenz spielen können – und ein paar kleine Checklisten für alle Fälle.

5. Persönliche Weiterentwicklung

Seit der ersten Auflage dieses Buches ist viel in meinem Leben passiert, was Einfluss auf meine Sicht der Dinge hat. Auch dies schlägt sich im Inhalt dieses Buches nieder. Mehr dazu finden Sie zum Beispiel unter der Überschrift „Impulse auf dem Weg zur Charakterstärke".

Ansichtssache: Halb voll oder halb leer?

Viele Angehörige und Freunde von Menschen mit Demenz sind überfordert. Das ist auch kein Wunder. Schließlich kennen sie den Betroffenen schon lange. Vielleicht geht es sogar um die eigene Mutter oder den Vater, zu dem man stets aufgeschaut hat. Und nun kann die betroffene Person so vieles nicht mehr. Sie bringt Abläufe durcheinander. Oder sie zieht mehrere Blusen übereinander an und vergisst, Socken anzuziehen. Vielleicht kann sie sich nicht einmal mehr an die Namen der Familienmitglieder erinnern.

Sie als Angehörige sehen die demente Person, wie sie jetzt ist. Und Sie vergleichen sie mit dem, was sie einmal war. Das Ergebnis ist zwangsläufig frustrierend: Die nette Amalie von nebenan hat früher stets freundlich gegrüßt. Jetzt schaut sie zur Seite. Der begeisterte Fußballspieler Rudolf weiß nicht mehr, was all die Pokale bedeuten, die in seinem Regal stehen.

Menschen mit Demenz wirken oft wie ein Schatten ihrer früheren Persönlichkeit. Sie kommen einem vor, als würden sie sich selbst karikieren. Das ist sehr traurig; besonders dann, wenn Sie diesen Schatten mit der Person, wie sie früher war, vergleichen. Die Karikatur kann mit dem Wesen von früher nicht mithalten. Kurz gesagt: Wenn jemand seinen dementen Angehörigen beschreibt, hört es sich häufig an, als ob er von einem halb leeren statt einem halb vollen Glas spricht.

Eines Tages lernte ich den Ehepartner einer Frau mit Demenz kennen. Und diese Begegnung war für mich ein Schlüsselerlebnis. Fritz stand mir gegenüber, auf seinen Spazierstock gestützt und mit einem breiten Lächeln im Gesicht. Neun lange Jahre hatte er seine Frau gepflegt.

Ich fragte ihn: „Wie sind Sie als Partner damit fertiggeworden? Waren Sie nicht zwangsläufig frustriert?"

Einen Augenblick lang wurde der Blick von Fritz ernst. Dann erklärte er: „Anfangs, ja. Da war ich frustriert und fühlte mich überlastet. Aber dann habe ich beschlossen: Ich will jetzt nicht mehr den Verfall sehen.

Ab heute lerne ich einen neuen Menschen kennen. Einen Menschen mit anderen Charaktereigenschaften und einer neuen Persönlichkeit. Diese Entscheidung habe ich neun Jahre lang getroffen. Tag für Tag."

Ich bin bis heute von Fritz beeindruckt. Denn ich selbst habe ja nur beruflich mit Menschen mit Demenz zu tun. Am eigenen Leib habe ich nie erlebt, wie es ist, einen dementen Angehörigen zu versorgen und dabei womöglich noch im selben Haushalt zu leben. Ich weiß nicht, wie es sich anfühlt, wenn die eigene Mutter einen nicht mehr mit Namen kennt. Mit den Betroffenen komme ich häufig erst dann in Kontakt, wenn sie schon dement sind.

> Ich habe beschlossen: Ab heute lerne ich einen neuen Menschen kennen.

Emmi etwa kam nach einem Sturz ins Krankenhaus. Schenkelhalsfraktur. Sie war überfordert, als sie von Untersuchung zu Untersuchung gebracht wurde. Danach zog sie ins Pflegeheim. Auch hier machte ihr das neue Umfeld zu schaffen. Sie stand häufig nachts auf und huschte durch die Gänge.

Durch meinen Hintergrund habe ich den Vorteil, dass ich wirklich neue Menschen kennenlerne – und den Menschen nicht mit früher vergleichen muss. Wir fangen im Pflegeheim bei null an. Die Erfahrung von Fritz gebe ich darum gerne an Angehörige weiter. Vielleicht wollen Sie mal versuchen, es so zu machen wie er: Lassen Sie sich darauf ein, einen neuen Menschen kennenzulernen. Eine neue Person mit einer anderen Persönlichkeit. Ein Gegenüber, das in einem neuen Rhythmus lebt und die Welt auf eine andere Art beschreibt. Verlieren können Sie nichts. Vergleichen ist die Wurzel allen Übels. Nicht nur das Vergleichen mit anderen Menschen – auch wenn man einen dementen Menschen mit dem vergleicht, was er früher war. Vielleicht ist das Glas dann nicht immer nur halb leer. Sondern auch mal halb voll.

Teil 1

Häufige Fragen über Demenz

Wenn in einer Familie die Diagnose „Demenz" gestellt wird, tauchen viele Fragen auf. Das weiß ich aus meinen Begegnungen mit betroffenen Angehörigen. Häufige Fragen sind:

- Ist es nicht kurios, dass Altbekanntes länger in Erinnerung bleibt als kürzlich Erlerntes?
- Sind Demenz und Alzheimer das Gleiche?
- Wie kann ich einer Demenz vorbeugen und wie erkenne ich eine Demenz?

Ausführliche Antworten finden Sie auf verschiedenen Internetseiten, etwa:
www.alzheimer-forschung.de (Alzheimer Forschung Initiative e. V.)
www.wegweiser-demenz.de (Bundesministerium für Familie, Senioren, Frauen und Jugend)
www.deutsche-alzheimer.de/ (Deutsche Alzheimer Gesellschaft e. V., Selbsthilfe Demenz)
www.alz.ch (Schweizerische Alzheimervereinigung)
Auf diesen Seiten finden Sie auch weitere hilfreiche Informationen.

Besuchen Sie auch meinen Blog im Internet:
www.zeller-geschichten.de
Dort finden Sie regelmäßig neue Beiträge rund um die Themen „Umgang mit Demenz" sowie „Demenz & Geschichten". Sie können dort auch meinen Newsletter bestellen – und mich auf weitere Themen rund um Demenz aufmerksam machen, zu denen Sie gerne einmal etwas lesen würden.

Ergänzend zu den Literaturhinweisen möchte ich nun die oben genannten drei Fragen mit einigen praktischen Beispielen beantworten.

Warum bleibt Altbekanntes länger im Gedächtnis?

Amelie weiß nicht mehr, was sie vor einer Stunde gegessen hat. Und das, obwohl es ihr Lieblingsgericht war: Kaiserschmarren. Aber sie kann sich noch daran erinnern, dass sie am Tag ihrer Einschulung – vor über 80 Jahren – rote Strümpfe anhatte. Wie ist das möglich?

Stellen Sie sich einen Stapel Geldscheine vor. Wie auf einem Stapel häufen sich unsere erworbenen Schätze an: Fähigkeiten, Erlebnisse, Bilder, Begegnungen und Beziehungen türmen sich auf. Von unten nach oben. Unten liegen Scheine aus der frühesten Kindheit: Erfahrungen als Kleinkind mit den Eltern. Darauf liegt die Muttersprache. Das Schulwissen stapelt sich weiter oben. Dann folgen: eine Fremdsprache. Kenntnisse aus dem Beruf. Person und Namen des Ehepartners. Dann die Kinder. Obendrauf die Enkel. Der Stapel mit den erworbenen Scheinen wird im Laufe des Lebens immer höher.

Früher Erworbenes bleibt länger erhalten. Später Gelerntes wird schneller fortgefegt.

Was passiert nun, wenn ein Mensch dement wird? Eine Demenz fegt wie ein Wirbelwind über diesen Stapel hinweg. Er räumt die Scheine ab. Von oben nach unten. Früher Erworbenes bleibt länger erhalten. Später Gelerntes wird schneller fortgefegt.

Zwei Beispiele:

Gisela hatte eben Besuch von ihrem Sohn. Die Türklinke ist noch warm von seiner Hand. Der Geruch seines Rasierwassers hängt noch in der Luft. Frage ich Gisela, ob ihr Sohn heute da war, antwortet sie im Brustton tiefster Überzeugung: „Nein." Sie kann jedoch noch detailliert beschreiben, wie die Fensterläden des Hauses aussahen, in dem sie aufgewachsen ist.

Wilhelmine ist in einem Dorf am Kaiserstuhl aufgewachsen. Als Kind redete sie einen urigen alemannischen Dialekt. Danach hat sie studiert. Sie wurde Lehrerin und unterrichtete an einem anderen Ort. Als Erwachsene hat sie nur noch hochdeutsch geredet. Wilhelmine hat später drei Kinder bekommen. Von frühester Kindheit an hat sie mit ihnen nur hochdeutsch gesprochen. Die Kinder – heute zwischen 55 und 65 Jahre alt – können sich nicht erinnern, dass die Mutter jemals ein Wort im Dialekt geredet hat. Dann wurde Wilhelmine dement. Der Wind fegte über ihre Scheine hinweg. Und irgendwann waren ihre hochdeutschen Sprachkenntnisse fortgeweht. Mit beinahe neunzig Jahren begann sie, wieder den Dialekt ihrer Kindheit zu sprechen. Das war für die Kinder verblüffend – denn sie kannten diesen Dialekt gar nicht. Erst mithilfe einer Freundin aus Kindertagen konnte einiges von Wilhelmines Sätzen und Wendungen auf Hochdeutsch übersetzt werden.

Sind Demenz und Alzheimer das Gleiche?

Demenz verhält sich zu Alzheimer wie Europa zu Deutschland. Demenz ist der Überbegriff, ein ganzer Kontinent. Alzheimer ist ein Land davon – eine Form der Demenz. Die Größenverhältnisse stimmen allerdings nicht. Alzheimer als häufigste Form von Demenz wäre auf einer Europakarte wesentlich größer als Deutschland. Der „Kontinent" Demenz kann in drei Gruppen („Länder") unterteilt werden:
1. Bei Alzheimer und verwandten Formen steht der Abbau des Hirngewebes im Vordergrund.
2. Manche Demenzen entstehen durch Ablagerungen in den Blutgefäßen (sogenannte „vaskuläre" Demenzen). Im Volksmund hat man früher oft salopp umschrieben: „Der Opa ist verkalkt." Dieses Bild trifft genau zu.
3. Es gibt auch Demenzen, die auf eine erste andere Erkrankung zurück-

zuführen sind (sogenannte „sekundäre" Demenzen). Beispiele für zugrunde liegende andere Erkrankungen sind Diabetes, Multiple Sklerose (MS) oder Vergiftungserscheinungen durch Alkohol oder Medikamente.

Demenz verhält sich zu Alzheimer wie Europa zu Deutschland.

Sie können Ihren Hausarzt fragen, welche Form einer Demenz vorliegt. Ist etwa eine zugrunde liegende andere Krankheit bekannt, kann diese behandelt werden. Dadurch lässt sich der Verlauf einer Demenz vielleicht verlangsamen oder gar heilen. Außerdem kann der Arzt vielleicht gezielt Medikamente einsetzen – um die Demenz zu verzögern oder die Begleiterscheinungen zu behandeln.

Wie kann ich einer Demenz vorbeugen und wie erkenne ich eine Demenz?

Einer Demenz können Sie vorbeugen, indem Sie sich geistig fit halten, Beziehungen pflegen, sich gesund ernähren und Sport treiben. Das ist zwar keine Garantie, nicht dement zu werden – aber die Wahrscheinlichkeit, gesund zu bleiben, ist höher.

Geistige Betätigung

Hilfreich ist, sich für sein Umfeld zu interessieren, Bücher und Zeitungen zu lesen, Hobbys zu pflegen. Wer etwa ein Musikinstrument spielt, schult damit Motorik, Gehör und Konzentration. Beim Tanzen von Standardtänzen trainiert man den Körper und fördert Kommunikation, Gehör und Gleichgewicht. Durch gezieltes Gedächtnistraining lässt sich eine Demenz verzögern.

Wer etwa ein Musikinstrument spielt, schult damit Motorik, Gehör und Konzentration.

Glück und Freude durch kreative Beschäftigung schiebt eine beginnende Demenz weit fort. Eher schädlich ist es, passiv zu sein – etwa bei hohem Fernsehkonsum.

Christen, die sich für die Bibel interessieren, können Bibelverse auswendig lernen. Vielleicht sogar mit der Stellenangabe. Das ist eine gute Vernetzung zwischen Zahlen und Worten. Dadurch aktivieren Sie verschiedene Regionen im Gehirn. Und Sie steigern so die Allgemeinbildung. Wer sich in der Bibel schon etwas auskennt, für den vernetzt sich dabei sogar noch der Bibelvers mit seinem bisherigen Bibelwissen über das jeweilige biblische Buch.

Weitere Tipps: Sie können viel singen oder Brett- und Gesellschaftsspiele spielen. Am besten tun Sie dies gemeinsam mit anderen Menschen.

Soziale Kontakte

Wer Zeit mit anderen Menschen verbringt und sich auf ein Gegenüber einstellt, beugt einer Demenz aktiv vor. Eine Frau fragte: „Soll ich mir jetzt extra einen Lebenspartner suchen, damit ich keine Demenz bekomme?" Nein, natürlich nicht. Aber es steht nirgends geschrieben, dass ältere Menschen alleine leben müssen und keine Kontakte mehr pflegen dürfen.

Die ideale Lösung wäre, nicht allein zu leben, etwa mit den Kindern zusammenzuziehen. Oder eine Wohngemeinschaft mit anderen Menschen zu gründen – zusammen mit anderen Senioren oder generationsübergreifend. Solche Wohngemeinschaften haben positive Effekte für alle Beteiligten.

Manchmal ist es nicht möglich, mit anderen Menschen in eine Wohnung zu ziehen. Alleine zu leben, bedeutet aber glücklicherweise nicht zwangsläufig, einsam sein zu müssen. Ich denke hier an eine Frau, die im Alter aus Hamburg in die Nähe ihres Sohnes nach Süddeutschland gezogen ist. Die Dame ist gesellig. Im „betreuten Wohnen", in dem sie lebt, hat sie gleich verschiedene Runden und Kreise initiiert. Und sie besucht im benachbarten Pflegeheim sogar Bewohner. Darunter auch solche, die ebenfalls aus Norddeutschland stammen. Das sind dann jeweils Begegnungen, in denen das Heimweh ein bisschen geweckt wird – und durch das gemeinsame „Snacken" (so sagt sie für sprechen, reden) dann aber meist auch wieder erfolgreich vertrieben wird. Ihr neustes Projekt: Einmal pro Woche macht sie eine Hamburger Runde – eine Art Stammtisch, bei der sich Menschen mit Bezug zur norddeutschen Hansestadt treffen. Sie hat dazu sogar schon ein Fischfrühstück organisiert. Sie hat mir gezeigt, dass sich also auch allein lebende Menschen bewusst auf andere Menschen einstellen können. Weitere Beispiele: Sich zu Ausflügen verabreden. Zusammen einen Schrebergarten anlegen. Gemeinsam kochen und essen. Kaffeerunden genießen. Zusammen zum Sport gehen.

Ein gesunder Lebensstil

Natürlich ist grundsätzlich ein gesunder Lebensstil hilfreich: Wer sich gesund ernährt, genügend trinkt und sich ausreichend bewegt, tut sich schon den größten Gefallen. Alkohol sollte nur in kleinen Mengen konsumiert werden. Blutgefäße bleiben geschmeidiger, wenn Sie nicht rauchen und sich salzarm ernähren. Eine Diabetes-Erkrankung sollte gut eingestellt werden. Wer es dann noch schafft, sein Übergewicht zu reduzieren, ist auf einem guten Weg.

Ein gutes Beispiel:

Im Schwimmbad begegne ich häufig einem Rentner. Er zieht dort seine Bahnen. Eines Tages hat er mir erzählt, wie er dabei vorgeht: Er zählt die Längen, die er zurücklegt. Sind es nun 30 oder 40 Längen? Dann rechnet er aus, wie viele Kilometer das ergibt. Wenn er wieder zu Hause ist, steckt er auf einer Landkarte mit Stecknadeln die Strecke ab, die er zum Beispiel im Rhein geschwommen wäre. Anschließend liest er in Reiseführern in der Bibliothek nach, was es in den jeweiligen Orten und Städten zu sehen gibt. Den Rhein hat er übrigens schon längst geschafft. Neulich schmunzelte er, als er mir erklärte: „Jetzt komme ich schon bald in Moskau an."

Nach dem Gespräch mit diesem Rentner dachte ich: Das ist eine gute Demenz-Vorbeugung, denn da ist fast alles dabei: Sport, Rechnen, soziale Kontakte im Schwimmbad und in der Bibliothek – und die Bereitschaft, Neues zu lernen.

Schwimmen ist nun nicht jedermanns Lieblingssport. Nicht jeder interessiert sich für Flüsse und Erdkunde. Aber Sie können dieses Beispiel auf Ihre eigenen Vorlieben und Hobbys übertragen. Sie können sich über ein bestimmtes Land informieren. Wer gerne schreibt, kann Leserbriefe an die Zeitung schicken. Und mancher Kindergarten wäre vielleicht froh, wenn eine Vorlese-Oma bei ihnen zu regelmäßigen Geschichten-Runden vorbeikäme.

Die andere Teilfrage lautet: *Wie kann ich eine Demenz erkennen?* Wenn Sie unsicher sind, empfehle ich auf jeden Fall, den Hausarzt einzubeziehen. Er kann den Betroffenen zu einem Facharzt überweisen. Mit entsprechenden Tests kann dieser eine Demenz ausschließen oder diagnostizieren – und gangbare Wege aufzeigen.

Zur ersten Orientierung empfehle ich das Buch „Hilfe, ich werde vergesslich. Was Sie für Ihr Gedächtnis tun können und wie man eine Demenz erkennt" von Britta Wiegele und Sophia Poulaki.

Ein angenehmer „Fall" werden

Hauptrisikofaktor für eine Demenz ist das Alter. Ein etwas sarkastischer Spruch heißt: Jeder Mensch wird dement – er muss nur alt genug werden. Bei einem Seminar hat mich eine Frau tatsächlich gefragt: „Was kann ich tun, damit ich später einmal ein angenehmer Demenz-Fall werde?"

Ähnlich wie bei der Vorbeugung einer Demenz gilt auch hier: Ein angenehmes Wesen entwickeln Sie, wenn Sie in Beziehungen leben.

Aber: Sie sind mehr als ein Fall!

Jeder Mensch ist einzigartig. Von Gott wunderbar gemacht. Daher kann es jeder Mensch als seine Aufgabe betrachten, aus seinem Leben ein Kunstwerk zu machen. Zur Ehre dieses Gottes. Mir tun die Menschen leid, die nicht an Gott glauben können. Sie müssen sich ihr Lebenskunstwerk ganz aus sich selbst heraus gestalten. Ich glaube, das Beste, was ein Mensch aus seinem Leben machen kann, ist: das Potenzial zu erkennen, das Gott in sein Leben gelegt hat, und dadurch zu einer reifen Persönlichkeit zu werden. Wissenschaftliche Studien dazu kenne ich nicht: Ich gehe durch Beobachtung aber stark davon aus, dass ein solcher Mensch auch eine Demenz besser annehmen kann.

Krisen als Chancen sehen

Nicht alles im Leben läuft glatt. Vieles kommt ganz anders, als man sich das erträumt hat. Immer wieder stürzt man im Leben. Daran können Sie verzweifeln und liegen bleiben. Oder aufstehen und weitergehen. Und Sie können die Chancen wahrnehmen, die damit verbunden sind, dass es anders gekommen ist.

Eine Frau mit Demenz konnte durch Worte nicht mehr zum Ausdruck bringen, was sie empfindet. Aber immer, wenn bei ihr wieder etwas schiefgelaufen war, lachte sie. Schallend. Aus tiefstem Herzen. Diese Frau hat allen Freude bereitet, die sie gepflegt haben. Wahrscheinlich hat sie selbst am meisten von ihrer Lebensfreude profitiert. Ich bin mir sicher, dass sie diese Fähigkeit bereits in früheren Lebensjahren eingeübt hat.

Hilfe annehmen

Ein für andere angenehmer Mensch hat kein Problem damit, wenn ihm jemand hilft. Haben Sie schon einmal jemandem etwas geschenkt, der es nicht annehmen konnte? Es gibt Menschen, die dann gleich denken: Das ist mir aber peinlich! Oder sie betonen umgehend: „Ach nein. Das wäre doch nicht nötig gewesen!" Und bei der nächsten Gelegenheit revanchieren Sie sich und schenken einem etwas zurück.

Es macht keinen Spaß, solche Menschen zu beschenken. Beim nächsten Mal verzichte ich lieber darauf. Freude kommt dagegen auf, wenn der Beschenkte strahlt und sagt: „Danke. Das freut mich. Schön, dass du an mich gedacht hast."

Ähnlich ist es bei Menschen mit Demenz. Wenn ein

> Wer ein angenehmer dementer Mensch werden will, kann sich darin üben, Geschenke freudig anzunehmen.

dementer Mensch Hilfe annehmen kann und man sie ihm nicht aufdrängen muss, dann gehe ich als Angehöriger oder Betreuender viel lieber zu ihm.

Dankbar werden

Wer für sein Leben dankbar ist, strahlt positiv in seine Umgebung aus. Das ist schon in gesunden Tagen so, aber erst recht in einer Demenz. Jeder Mensch hat Grund zum Danken. Wenn Sie sich einmal hinsetzen und aufschreiben, wofür Sie dankbar sein können, werden Sie sich wundern, wie viele Dinge Ihnen einfallen: die Luft zum Atmen, gute Freunde, ein leckeres Mittagessen, ruhiger Schlaf, ein Dach über dem Kopf ...

Liegen Sie abends im Bett, zählen Sie doch einmal zehn Dinge auf, für die Sie heute dankbar sind. Und dann danken Sie Gott dafür. Am nächsten Abend danken Sie für zehn andere Sachen und am Tag darauf wieder für zehn Dinge. Dankbarkeit ist so wichtig!

Zählen Sie zehn Dinge auf, für die Sie heute dankbar sind.

Impulse auf dem Weg zur Charakterstärke

Seit der ersten Auflage dieses Buches ist einiges in meinem Leben passiert. Ich habe geheiratet und bin zweimal Vater geworden. Unsere Kinder beobachte ich jeden Tag – und ich bewerte daher Dinge anders als noch vor einigen Jahren.

Während ich die erste Auflage geschrieben habe, bin ich noch stärker davon ausgegangen, dass man sehr viel selbst dazu beitragen kann, seine Persönlichkeit weiterzuentwickeln. Bei unseren Kindern fällt mir aber auf, wie stark doch die Veranlagung ist, die einem in die Wiege gelegt wurde. Das eher dominante Kind tut sich schwer damit, sich unterzuordnen. Das Kind mit den vielen Ideen bringt alle mit seinem Charme zum Schmunzeln. Genial sind beide. Und einzigartig. Aber in dieser Einzigartigkeit halt auch begrenzt. Wie jeder Mensch.

Ich glaube also nicht mehr so stark wie früher, dass man sich nur entscheiden muss – und dann praktisch alle Hindernisse überwinden kann. Vielmehr sehe ich, dass doch jedem seine Grenzen in die Wiege gelegt wurden.

Dennoch bin ich überzeugt: Sich nicht weiterzuentwickeln, ist auch keine Lösung. Resignieren muss nicht sein. Veränderung ist auf alle Fälle möglich. Ich will nicht stehen bleiben bei dem, was ich bin. Gerne will ich Zeit und Kraft darin investieren, mich weiterzuentwickeln.

An dieser Stelle kann ich Ihnen drei Bücher empfehlen, die mir wertvolle Impulse auf meiner Reise gegeben haben:

- Peter Scazzero: „Glaubensriesen, Seelenzwerge? Geistliches Wachstum und emotionale Reife". Der Autor betont, dass zwischenmenschliche Beziehungen und die Beziehung zu Gott zusammenhängen – und wie sich die beiden Beziehungsebenen bereichern können.
- „Mehr Zeit zum Leben" von Walter Epp. Das Büchlein, das Sie über Amazon bestellen können, trägt den Untertitel: „Wie du Zeit für dich, deine Träume und die wichtigen Dinge im Leben findest".
- Für verheiratete Menschen empfehle ich den Ehe-Ratgeber „Das Emma-Prinzip" von Susanne und Marcus Mockler. Der Begriff „Emma" im Titel steht für „Einer muss mal anfangen" – ein guter Ansatz, auch für alle anderen zwischenmenschlichen Beziehungen.

Teil 2

Umgang mit Menschen mit Demenz

Die Demenz schreitet fort. Mehr und mehr Scheine vom Stapel sind bereits verloren gegangen. Sie und Ihr Angehöriger mit Demenz scheinen manchmal in ganz verschiedenen Welten zu leben. Sie sind sich fremd geworden.

Dadurch ergeben sich viele Herausforderungen. Zum Beispiel stellt sich die Frage: Wenn ein dementer Mensch die Welt ganz anders erlebt als ich – wie kann ich gleichzeitig ehrlich und einfühlsam sein? Und: Wie äußert sich eine Demenz in ihrem Verlauf? Wie kann man dem Angehörigen in den verschiedenen Phasen der Demenz am besten begegnen? Gibt es Ratschläge für eine gelingende Kommunikation? Auf diese Fragen möchte ich in diesem Kapitel eingehen. Und ein paar Checklisten finden Sie auch in diesem Kapitel.

Vom Umgang mit der Wahrheit: „Wo ist denn meine Mutti?"

Frieda lebt in einem Pflegeheim. Sie hat einen Konflikt erlebt: Eine Mitbewohnerin hat mit ihr gestritten. Jetzt wirkt Frieda traurig. Auf einmal fragt sie: „Wo ist denn meine Mutter?" Eine 87-jährige Frau fragt nach ihrer Mutter. Wie soll ich damit umgehen?

Hier prallen zwei Welten zusammen. Die Welt des Menschen mit Demenz: In seiner Welt lebt die Mutter noch. Und die Welt der Betreuerin, die natürlich weiß, dass die Mutter schon längst verstorben ist.

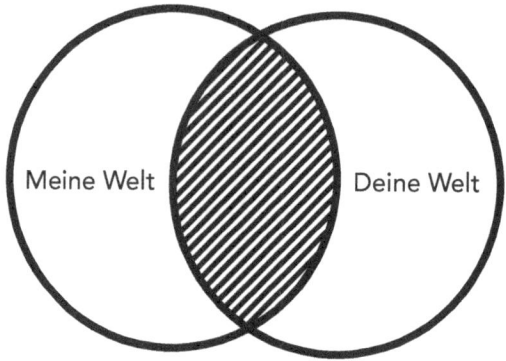

Menschen mit und ohne Demenz nehmen die Welt häufig unterschiedlich wahr. Die Kunst im Umgang mit dementen Menschen besteht darin, die gemeinsame Schnittmenge zu finden: Wie kann ich authentisch sein, ohne den dementen Menschen vor den Kopf zu stoßen?

Wie kann man in der oben geschilderten Situation reagieren? Was tun, wenn Ihre Wahrnehmung mit der Ihres dementen Gegenübers zusammenprallt?

Erste Möglichkeit: Man versucht, den dementen Menschen zu überzeugen, dass er sich irrt. Er soll doch begreifen, wie die Welt aussieht. So hat die Betreuerin nach der vorherigen Frage der dementen Frieda reagiert. Sie sagte zu der dementen Frau: „Überlegen Sie einmal. Sie sind 87 Jahre alt. Wie alt müsste ihre Mutter sein? Ihre Mutter ist doch längst verstorben." Die betroffene Frau wirkte danach traurig.

Sehr einfühlsam mag das Vorgehen der Betreuerin nicht gewesen sein. Sie hat die Bewohnerin vor den Kopf gestoßen. Aber man muss der Betreuungskraft zugutehalten: Sie hat die Wahrheit gesagt.

Zweite Möglichkeit: Man tut so, als ob der demente Mensch recht hätte. Negativ gesagt: Man gaukelt der Bewohnerin etwas vor. Positiv formuliert steigt man völlig in die Welt des dementen Menschen ein. Zum Beispiel: „Ihre Mutter ist gerade fortgegangen. Aber sie kommt gleich wieder." Oder: „Ich soll Ihnen einen Gruß von Ihrer Mutter sagen. Sie sagt, es geht ihr gut." Das wird den dementen Menschen ohne Zweifel weniger verletzen. Aber: Es ist gelogen.

Naomi Feil und Vicki de Klerk-Rubin weisen in ihrem grundlegenden Werk „Validation: Ein Weg zum Verständnis verwirrter alter Menschen" auf die Grenzen des Verstandes hin. Sie beschreiben, dass Menschen mit Demenz auf einer tieferen Ebene des Bewusstseins merken, wenn man ihnen die Unwahrheit sagt. Als Folge

> Menschen mit Demenz merken, wenn man ihnen die Unwahrheit sagt.

werden sie der Person, die sie betreut, künftig weniger vertrauen.

Oft entscheidet man sich spontan für die erste oder zweite Möglichkeit. Allerdings sind beide Vorgehensweisen nicht sehr elegant. Im einen Fall lüge ich den Betroffenen an, im anderen Fall stoße ich ihn vor den Kopf. Wenn ich nur diese beiden Möglichkeiten sehe, kann ich nur zwischen dem kleineren und größeren Übel wählen.

Gibt es noch andere Herangehensweisen, wie ich dem dementen Menschen begegne und dabei a) authentisch bleibe und b) ihn nicht vor den Kopf stoße? Wie könnte das funktionieren?

Schauen Sie noch einmal auf die Skizze: Wie komme ich in den schraffierten Bereich? Wie gelingt es, dass ich gleichzeitig mir selbst treu bleibe, ohne dabei meinen dementen Gesprächspartner zu überfordern?

Erste Lösung: Fragen stellen

Ein Jude wurde einmal gefragt: „Warum stellt ihr Juden immer Fragen?" Darauf hat der Jude geantwortet: „Warum nicht?" Wer fragt, lenkt damit ein Gespräch oder eine Situation in eine bestimmte Richtung. Ein weiterer Vorteil: Mit Fragen erschlagen Sie den anderen weniger als mit absoluten Aussagen.

Eine 87-jährige Frau, die ihre Mutter sucht, können Sie etwa fragen:
- „Wie ist denn deine Mutter? Beschreib deine Mutter einmal."
- „Was würdest du deiner Mutter gern erzählen?"
- „Was magst du besonders an deiner Mutter?"

- „Was machst du gern mit deiner Mutter?"
- „Wie hat dich deine Mutter immer getröstet, wenn du traurig warst?"
- „Bist du einsam? Mütter sind eben durch nichts zu ersetzen."
- „Ist dir langweilig? Darf ich dir eine Geschichte erzählen?"

Menschen ohne Demenz lassen sich normalerweise nicht auf ein solches „Ablenkungsmanöver" ein. Sie würden zum Thema zurückkommen und die Frage nach der Mutter wiederholen. Bei dementen Menschen geht die Strategie aber meistens auf. Sie lassen sich auf die Frage ein. Innerlich gehen sie mit auf die Reise in die empfohlene Richtung. Und das Problem mit der Mutter ist in den Hintergrund gerückt – jedenfalls für eine Weile.

Zweite Lösung: Auf die Sehnsucht eingehen

Wir werden angetrieben von Sehnsüchten. Das kennt jeder Mensch: die Sehnsucht, geliebt und angenommen zu sein. Die Sehnsucht, wertvoll zu sein. Die Sehnsucht, Gefühle auszudrücken und gehört zu werden. Die Sehnsucht, etwas Kreatives zu schaffen. Auch der demente Mensch hat Sehnsüchte.

Auch der demente Mensch hat Sehnsüchte.

Die demente Frieda, die ihre Mutter sucht, hat gerade eine Auseinandersetzung hinter sich. Sie ist durcheinander. Sie ist überfordert. Und in dieser Situation fragt sie nach ihrer Mutter. Welche Sehnsucht treibt sie wohl um? Vielleicht hat ihre Mutter sie in solchen Situationen in die Arme genommen – und jetzt wünscht sich Frieda, in dieser Situation ebenso angenommen, geliebt und geschätzt zu werden.

Vielleicht hat ihre Mutter sie früher auch abgeschirmt und sie als kleines Kind in angespannten Situationen zur Seite genommen. Und Frieda will jetzt ihre Ruhe haben.

Wie können Sie nun auf diese Sehnsucht eingehen?

Wenn es sich um einen Familienangehörigen handelt, kennen Sie die

Biografie des dementen Menschen und ahnen, was er sich jetzt wünscht. Ansonsten können Sie durch die oben gestellten Fragen auf eine richtige Fährte kommen. Vielleicht hat Ihr Angehöriger einmal erzählt, dass seine Mutter immer mit ihm gesungen hat. Dann können Sie sich zu ihm setzen und zusammen ein Lied singen.

Auch hier drei Möglichkeiten, wie man die Sehnsucht aufgreifen könnte:

- „Ich denke auch gern an meine Mutter. Sie ist lieb."
- „Fühlst du dich allein gelassen? Komm, wir schauen gemeinsam ein paar Bilder an."
- „Du vermisst deine Mutter. Das ist nicht einfach. Meine Mutter hat früher oft mit mir gesungen. Hat deine Mutter mit dir auch manchmal gesungen? Wollen wir zusammen etwas singen?"

Oben habe ich bereits das Buch „Validation" erwähnt. Mir gefällt Naomi Feils Grundüberzeugung, demente Menschen besser auf der Gefühlsebene abzuholen, statt über den Wahrheitsgehalt ihrer Aussagen zu diskutieren. Dazu auch empfehlenswert: „Mit dementen Menschen richtig umgehen: Validation für Angehörige" (Vicki de Klerk-Rubin).

Nur Mut! Finden Sie den richtigen Weg, gleichzeitig authentisch zu bleiben – und den dementen Menschen dabei nicht vor den Kopf zu stoßen. Es gibt oft einen individuellen Weg, der zu Ihnen und Ihrem Gegenüber passt.

Manchmal denke ich nach solchen Begegnungen: Da hast du dich nicht sehr klug verhalten, du hättest anders reagieren sollen … Mir hilft es dann zu beten: „Diese Situation ist nicht so gelungen, wie ich es mir wünschen würde. Aber, Gott, ich lege sie dir hin. Bitte sei du dieser Person jetzt nahe. Und bitte hilf mir, nächstes Mal besser zu reagieren." Meistens fallen mir anschließend noch einige Alternativen ein, wie ich es

Finden Sie den richtigen Weg, gleichzeitig authentisch zu bleiben – und Ihr Gegenüber dabei nicht vor den Kopf zu stoßen.

hätte besser machen können. Für diese spezielle Situation ist es dann zwar zu spät, aber es kommt hoffentlich der nächsten Begegnung zugute.

Die drei Phasen einer Demenz

Jede Demenz läuft anders ab. Ich halte den Begriff „Demenz" zwar für problematisch, da er „ohne Geist" bedeutet. Ich verwende ihn dennoch als „Arbeitsbegriff", weil ich noch keinen besseren gefunden habe. Ich will damit aber keinen Zustand genau festschreiben.

In diesem Buch möchte ich den möglichen Ablauf einer Demenz in den drei Phasen vorstellen, mit denen sie häufig dargestellt wird. Aber vorher will ich noch einmal betonen, dass es kein Naturgesetz gibt, wie eine Demenz abläuft. Sie kann sich ganz unterschiedlich gestalten. Lesen Sie diese Stadien also bitte nicht mit dem entsetzten Gedanken: Was wird da noch alles auf mich zukommen? Nein, sehen Sie es nur als Hilfe, um Ihren Angehörigen zum jetzigen Zeitpunkt vielleicht etwas besser verstehen zu können.

> Eine Demenz läuft nicht wie ein Naturgesetz ab. Sie kann sich ganz unterschiedlich gestalten.

Phase 1 (leichte Demenz): Unsicherheit und Rückzug

Sophie ist in der Straßenbahn unterwegs. Sie fährt und fährt. Plötzlich hält die Straßenbahn an. Der Fahrer kommt zu ihr und sagt: „Haben Sie nicht verstanden? Endstation. Bitte alle aussteigen."

Sophie hat ihre Haltestelle verpasst. Obwohl sie seit zwanzig Jahren mit dieser Linie fährt. Jeden Tag. Wie konnte das nur passieren? Außerdem ist Sophie in letzter Zeit überfordert. Sie hat das Gefühl, dass sich alles um sie herum verändert. Sophie kommt in der eigenen Welt nicht mehr klar. Sie beschließt: Am besten sondere ich mich etwas ab. Darum bleibt sie häufig in ihrer Wohnung. Die Fenster sind geschlossen. An manchen Tagen hat sie nicht einmal den Mut, die Rollläden hochzuziehen. Wenn Sophie doch einmal aus dem Haus muss, schreibt sie alles genau auf. Sie notiert, wohin sie muss, mit wem sie es zu tun haben wird, wie die Personen heißen …, damit sie bloß nichts vergisst.

Eine beginnende Demenz wird von der Umwelt oft mit einer Depression verwechselt. Der Betroffene zieht sich zurück. Nicht nur die Rollläden bleiben geschlossen, auch als Mensch schottet er sich ab. Er will nichts sehen und hören. Ganz ähnlich wie ein depressiver Mensch. Der Grund dafür ist aber ein anderer als beim depressiven Menschen. Der Mensch mit Demenz ist nicht unbedingt schwermütig, sondern unsicher und überfordert. Er hat nicht das Gefühl, dass sich bei ihm etwas verändert. Auf ihn wirkt es, als ob sich seine Umgebung verändert. Menschen mit Demenz kommen mit der Welt um sich herum nicht mehr klar. In diesem Stadium wechselt die Stimmung der Betroffenen gelegentlich – etwa zwischen Unruhe und Antriebslosigkeit. Manchmal sind demente Menschen in dieser Phase reizbar oder zerstreut.

Häufig entwickelt sich ein „Fassadenverhalten". Das bedeutet, dass der Betroffene eine Fassade um sich herum aufbaut. Von außen sieht alles gut aus. Der Mensch wirkt wie ein hübsches Haus mit einer wunderschönen Fassade. Alles wirkt gepflegt. Kein Grund, sich Gedanken zu machen, dass etwas nicht stimmen könnte. Aber hinter der Fassade sieht alles anders aus: Da herrscht Unsicherheit.

Der demente Mensch kann sich in dieser Phase häufig sehr gut „verkaufen". Nach außen präsentiert er eine prächtige Fassade. Er wirkt glaubwürdig. Stark. Er hat das Leben offenbar im Griff. Das funktioniert auch deshalb so gut, weil der Betroffene in dieser Phase körperlich kaum eingeschränkt ist. Er kann sich mithilfe von Zetteln an wichtige Dinge erinnern. Und mit vielen Standardfloskeln und Sätzen kann er ein Gespräch aufrechterhalten.

Ein Beispiel: In einer Adventszeit lernte ich einen neuen Bewohner im Pflegeheim kennen. Ich befragte ihn über Weihnachtsbräuche: „Was machen Sie in der Adventszeit?" Damit wollte ich alte Erinnerungen anstoßen. Eigentlich hätten folgende Antworten zu meiner Frage gepasst:

Geschenke basteln, einen Weihnachtsbaum kaufen, Karten schreiben. Offenbar war der Bewohner von der Frage überfordert. Aber er versuchte, das Gespräch mit Worthülsen am Laufen zu halten.

Ich fragte also: „Was tun Sie in der Weihnachtszeit?"

Er antwortete: „Der eine so. Der andere so. Der Dritte macht's wieder ganz anders."

Dies ist ein typisches Beispiel für so ein Fassadenverhalten. Der Bewohner wusste mit meiner Frage nichts anzufangen, hielt aber die intakte Fassade aufrecht. Und so gab er eine Antwort, die so allgemein war, dass sie praktisch immer „passte". Eine Fassade, die von außen tadellos aussieht. Aber bei genauem Hinsehen bröckelt sie.

Was können Sie in dieser Phase für einen Menschen mit Demenz Gutes tun? In der ersten Zeit können Sie seine Biografie „sichern". Damit ist gemeint: Die Demenz kann über sein Leben hinwegfegen wie ein Sturm. Sie kann Schein für Schein von seinem angehäuften Reichtum wegwehen. Aber auch wenn Schein um Schein verschwindet – ein Rest von Erinnerung kann dennoch vorhanden sein. Halten Sie diese fest. Ein Notizbuch leistet dabei wertvolle Dienste. In späteren Phasen greifen Sie dann auf Wissen zurück, das Sie während der beginnenden Demenz „gesichert" haben.

> In der ersten Phase können Sie die Biografie des dementen Menschen „sichern".

Emilie hatte früher einen Nachbarn, der immer seine Gartenabfälle über den Zaun warf. Emilie hat sich über ihren Nachbarn sehr geärgert. Inzwischen sind viele Jahre vergangen und Emilie ist eine alte Frau geworden. Sie ist dement und lebt im Pflegeheim. Emilie hat viel vergessen, aber ihren ehemaligen Nachbarn hat sie noch nicht vergessen.

Solche eindrücklichen Erlebnisse, die auch mit Gefühlen verbunden sind, bleiben oft länger im Gedächtnis haften. Inzwischen ist sie jedoch nicht mehr in der Lage, diese Episode selbst zu erzählen. Aber ich kann das tun. Und dabei gebe ich Emilie einen anderen Namen: „Ich kenne da eine Geschichte. Es geht um eine Frau. Sie heißt Margarete. Sie hatte einen Garten. Und einen Nachbarn. Eines Tages hat der Nachbar ..." Die Geschichte kann Erinnerungen in Emilie wecken. Beobachten Sie die Mimik und Gestik von Emilie während des Erzählens. Achten Sie besonders auf Emilies Augen.

Zuletzt können Sie die erzählte Geschichte abrunden: „Vieles ist vergangen. Margarete kann es nicht mehr ändern. Aber Margarete kann den alten Ärger loslassen. Genau wie du und ich. Wir können nämlich beten: „Gott, ich gebe dir meinen Ärger ab. Nimm du ihn fort." Diese kurze Episode basiert auf einem realen Fall. Die ausführliche Original-Fallbeschreibung finden Sie hinten in diesem Buch in meinem Blogbeitrag über Emilie.

Erinnerungen an die erste große Liebe oder an die Hochzeit sind emotional beladen. Wie auch die Geburt von Kindern. Oder die erste Arbeitsstelle. Gefühle weckt es, wenn sich jemand an ein Lob des Vaters erinnert, wenn man über sich selbst hinausgewachsen ist. Auch die Vorbereitungen auf Weihnachten im Advent. Wie Ihr Gegenüber Plätzchen gebacken, Karten geschrieben und vielleicht kleine Geschenke verpackt hat.

Neben Erlebnissen ist es auch sinnvoll, biografische Daten zu sichern. Dabei muss man keinen lückenlosen Lebenslauf wie für eine Bewerbung erstellen. Es sollen lediglich Erinnerungshilfen für spätere Demenzphasen festgehalten werden.

Welche Daten aus der Biografie sind besonders wichtig? Dazu gehört zum Beispiel der Stammbaum: Wie hießen die Mutter und der Vater? Wie viele Geschwister hatte der demente Mensch? Wie heißen sie? Hatte der Betroffene einen Ehepartner und Kinder? Und wie waren ihre Namen? An welchen Orten hat der Betroffene gelebt? Stammt er aus der Stadt? Ist er naturverbunden? Mag er Tiere? Hatte die Familie vielleicht einen Hund oder ein anderes Haustier? In der ersten Phase ist es hilfreich, alles festzuhalten, was später hilfreich sein könnte.

Am einfachsten ist es, wenn Sie sich als Angehöriger in einem Notizbuch alles aufschreiben, was in diese Rubrik gehört: persönliche Lebensdaten. Erlebnisse. Erinnerungen. Soziale Kontakte von früher und heute. Sie werden in späteren Phasen froh um alles sein, was Sie dadurch bei sich und Ihrem Angehörigen in Erinnerung rufen können.

Es gibt noch mehr Hilfsmittel, um dem Betroffenen später seine Erinnerungen wieder zugänglich zu machen. Eine Idee ist zum Beispiel die „Erinnerungsbox". Besorgen Sie sich einen Karton, den Sie von außen verzieren. Dabei können Sie Ihren dementen Angehörigen einbeziehen. Bekleben Sie die Schachtel mit Geschenkpapier in seinen Lieblingsfarben. Oder malen Sie den Karton nach seinen Vorlieben an. Im Karton sammeln Sie Gegenstände, die bei der betroffenen Person Erinnerungen und Gefühle wecken. Das kann eine alte Restaurantrechnung vom Hochzeitsessen sein, die Sie in einem Aktenordner gefunden haben. Vielleicht gibt es noch alte Briefe von Freunden, die der demente Mensch vor langer Zeit bekommen hat. Bei einem leidenschaftlichen Briefmarkensammler wäre sein altes Briefmarkenalbum ideal. Nicht die vollständige Biografie muss in diesen Karton, sondern Anknüpfungspunkte für Erinnerungen, die Sie in späteren Phasen wieder hervorholen können.

Sie können auch eine Pinnwand aufhängen, an der Sie Fotos von allen Personen sammeln, die in einer engen Beziehung zum Betroffenen stehen oder standen. Menschen, an die er sich vielleicht auch später noch erinnert. Neben die Fotos hängen Sie jeweils einen Zettel, auf dem der Name und Verwandtschaftsgrad steht; etwa: „Hermine, Mutter", „Paula, ältere Schwester" oder „Fritz, Ehemann". Mit diesen Bildern können Sie Erinnerungen anstoßen.

> Sie können eine Pinnwand aufhängen, an der Sie Fotos von allen Personen sammeln, die in einer engen Beziehung zum Betroffenen stehen.

Wenn Ihr Angehöriger in einem Pflegeheim lebt, hilft so eine Pinnwand auch den Betreuenden und Pflegekräften; denn diese können die Biografie eines Bewohners niemals so gut kennen wie die eigene Familie. Stellen Sie sich vor, Ihr Angehöriger ruft eines Abends laut nach „Max". Dann hilft eine solche Fotowand jeder Pflege- und Betreuungskraft. Mit nur einem Blick auf die Bilder wird deutlich, ob Max der Vater, der Ehemann oder der Schäferhund war. Und je nachdem, um wen es sich bei „Max" handelt, kann ein ganz anderes Bedürfnis zugrunde liegen. Darauf können die Pflegenden dann individuell eingehen.

Je nach persönlichen Vorlieben und Begabungen können Sie in dieser Phase die Erinnerungen auch kreativ umsetzen. Der Sohn einer Frau mit Demenz war handwerklich begabt. Er bastelte für seine Mutter einen Rahmen aus Holz. Diesen klebte er auf eine Platte, auf der sich Fotos befanden. Die gleichen Fotos gab es noch ein zweites Mal auf Holz geklebt. Und hinten auf die Holzteile war der Name der entsprechenden Person geschrieben. So konnte man diesen Rahmen auf unterschiedliche Arten benutzen: Man konnte die gleichen Fotos einander zuordnen. Oder die Namen und die entsprechenden Gesichter miteinander in Beziehung bringen. Die Mutter verbrachte in späteren Phasen der Demenz viele Stunden vor diesem Rahmen. Sie wirkte dabei zufrieden und ausgeglichen.

Während einer beginnenden Demenz kann es sinnvoll sein, den Speicher oder Keller des Betroffenen durchzusehen. Sammeln Sie „erinnerungsträchtige" Gegenstände. Vielleicht finden Sie ein Poesiealbum oder ein paar Kinderschuhe. Vielleicht entdecken Sie ein altes Fotoalbum oder die Familienbibel, die das Ehepaar zur Trauung geschenkt bekam. Bewahren Sie diese Gegenstände auf. Sie sind Schlüssel, mit denen Sie später vielleicht die Kammern zur Erinnerung aufschließen können.

Phase 2 (mittelschwere Demenz): Vergesslichkeit und Unruhe

Beginnen wir mit ein paar statistischen Zahlen: Die zweite Phase einer Demenz beginnt durchschnittlich drei Jahre nach Diagnosestellung und dauert meist am längsten. In einer Gruppe von zehn dementen Menschen befinden sich durchschnittlich drei in der ersten Phase, vier in der zweiten Phase und drei in der dritten Phase.

Klara lebt im Pflegeheim. Bei einem Besuch schlage ich ihr vor: „Wenn Sie Ihr Glas ausgetrunken haben, können wir an die frische Luft gehen."

Die Frau schaut mich mit großen Augen an. Da wird es mir klar: Mein Satz war für sie zu schwierig zu verstehen. Also wiederhole ich es noch einmal in einzelnen Sätzen. Ein Gedanke pro Satz. Klar formuliert.

Zuerst sage ich: „Bitte schön. Trinken Sie." Und dabei zeige ich auf das Glas.

Klara trinkt. Sie nimmt einen kleinen Schluck und stellt das Glas wieder hin. Mehrmals erinnere ich sie. Immer wieder nimmt sie einen Schluck. Schließlich ist das Glas leer.

Dann sage ich: „Das Wetter ist schön. Möchten Sie eine Runde spazieren gehen?"

Klara überlegt. Sie bejaht. Ich helfe ihr aufzustehen. Sie hält sich an ihrem Rollator fest. Gemeinsam gehen wir in der Sonne spazieren.

Ist die Demenz etwas fortgeschritten, fallen Entscheidungen zunehmend schwer. Schwierig ist hier, die richtige Balance zu finden. Einerseits braucht der Betroffene Unterstützung. Andererseits ist er kein kleines Kind. Es braucht Übung und Fingerspitzengefühl, um die richtige Umgangsform zu finden, zumal jede Person anders ist.

Komplexe Handlungen fallen in der zweiten Phase zunehmend schwer. Gehe ich aber Schritt für Schritt vor, kann ein Mensch mit Demenz noch vieles umsetzen. Vielleicht können Sie es machen wie Fritz: nicht über das traurig sein, was der Betroffene nicht mehr kann, sondern sich dafür entscheiden, einen neuen Menschen kennenzulernen. Freuen Sie sich über das, was Ihr Angehöriger noch kann.

Natürlich ist es traurig, dass er nicht mehr alleine kochen kann. Aber vielleicht kann er noch Kartoffeln schälen oder den Pudding umrühren. Nehmen Sie Ihrem Gegenüber nicht alle Arbeiten ab. Nach dem Motto: „Du kannst es ohnehin nicht mehr." Besser ist, ihn weiterhin Kleinigkeiten erledigen zu lassen. Vielleicht kann er keine Zahlen mehr lesen. Aber wenn Sie ein Lied im Liederbuch suchen, kann er blättern. Und Sie können ihm helfen, indem Sie ihn anleiten: „Noch weiter hinten. Stopp!

> Jede einfache Handlung, die der Betroffene noch selbstständig ausführen kann, schenkt ihm Selbstbewusstsein und Lebensmut.

Eine Seite zurück." Jede einfache Handlung, die der Betroffene noch selbstständig oder unter Anleitung machen kann, schenkt ihm Selbstbewusstsein und Lebensmut.

In dieser Phase fehlen dementen Menschen häufig die Worte oder sie verwechseln Begriffe. Die Bewohner benutzen mehr und mehr Floskeln und Worthülsen: „Grüß Gott." „Schönes Wetter heute." „Hab ich mir gedacht." Umso auffälliger ist es, dass sie Redensarten mögen. Das erlebe ich im Pflegeheim immer wieder.

Bei jedem guten Schriftsteller geht die Alarmleuchte im Kopf an, wenn in seinem Text (zu viele) Floskeln stehen: „Achtung! Leere Worthülse. Das werden deine Leser lesen. Und da es kein Bild im Kopf mehr erzeugt, gleich überlesen. Und dann auf Durchzug schalten." Also raus mit diesen fixen Sprüchen aus dem Text. Bei Menschen mit Demenz sind Sprichwörter aber willkommen.

Ich beginne einfach mit einer Redensart: „Wer andern eine Grube gräbt …" Meistens kommt die Antwort sofort: „… fällt selbst hinein." Manche Sprüche sind bekannter, andere unbekannter. Erstaunlich daran ist, dass sich Menschen mit Demenz gelegentlich sogar steigern, wenn sie immer wieder mit den gleichen Redensarten herausgefordert werden. Erraten sie mehrere Wendungen hintereinander, werden sie oft wacher. Die Augen beginnen zu leuchten. Denn sie merken: Aha, das kann ich noch.

Ich habe viele Redensarten mit unterschiedlich stark dementen Teilnehmern immer wieder ausprobiert. Dabei habe ich die Sprüche aussortiert, die schlecht erraten wurden. Die anderen habe ich gesammelt. Die biblischen Redensarten befinden sich in meinem E-Book „Frau Krause macht Pause: Andachten zum Vorlesen für Menschen mit Demenz". Darunter sind Redewendungen, die sehr bekannt sind und aus der Bibel stammen. Etwa: „Hochmut kommt vor dem Fall." Aber auch erbauliche Bibelworte wie: „Alle eure Sorge werft auf den Herrn." Viele weitere Wendungen aus dem Alltag finden Sie in meinem E-Book mit fröhlichen Kurzgeschichten „Frau Janzen geht tanzen".

Klara stand eines Tages vor einem Spiegel. Sie schaute hinein und zuckte zusammen. Dann trat sie näher an den Spiegel heran und streckte ihrem eigenen Spiegelbild die Hand entgegen. „Guten Morgen, Mutter. Wo kommst du denn her?", fragte sie.

Viele Menschen mit Demenz sind mit Spiegeln eher überfordert. Manche Fachleute raten, Spiegel in Wohnungen von dementen Menschen generell abzuhängen. Ich würde darauf achten, was das Spiegelbild im Betroffenen auslöst. Nicht jeder reagiert in dieser Phase gleich. Wird Ihr Angehöriger durch den Spiegel nervös, angespannt, traurig – dann nichts wie weg damit.

Wird der demente Mensch durch den Spiegel nervös – dann nichts wie weg damit.

Im Leben des dementen Menschen verschwimmen zunehmend die Zeiten. Die Vergangenheit ist für sie plötzlich gegenwärtig. Klara bekommt regelmäßig Besuch von ihrem Sohn. Sie begrüßt ihn jedes Mal: „Mein kleines Mausebärchen." Ohne Zweifel – eine nette Anrede für einen Jungen im Vorschulalter. Aber Klaras Sohn ist bereits über sechzig Jahre alt.

Um noch mal das Bild der Scheine im Wind zu verwenden: An Klaras Beispiel kann man gut erkennen, dass die unteren Scheine noch länger im Stapel liegen bleiben, während die oberen längst weggeflogen sind. So weiß Klara noch genau, dass sie früher Kinokarten verkauft hat. Aber sie kann sich nicht mehr erinnern, dass ich ihr vor zehn Minuten die Geschichte vom verlorenen Sohn erzählt habe. Die Vergesslichkeit nimmt in dieser Phase zu. Das gilt auch für die Namen von Menschen – sogar von Angehörigen, was besonders schmerzlich ist. Dies geschieht „von oben nach unten": Zuerst kommen die Namen der Enkel abhanden, dann die der Kinder. Schließlich sogar der Name des Ehepartners. Dann hilft es, wenn Sie zuvor Teile der Biografie gesichert haben, sodass Sie auf Namen und alte Ereignisse zurückgreifen und dem dementen Menschen beim Erinnern helfen können.

Unterstützung und Hilfe sollten in dieser Phase eher unaufdringlich angeboten werden. Die Betroffenen haben nämlich häufig gar nicht das

Gefühl, dass sie alt und dement sind. Im Gegenteil: Sie haben den Eindruck, dass sie mitten im Leben stehen.

Nachts steht Klara oft auf und kocht. „Die Kinder kommen gleich. Die haben Hunger." Tagsüber werden andere Menschen in Klaras Wahrnehmung plötzlich zu Kunden an ihrer Kinokasse. Oder Klara erzählt: „Vorhin war meine Mutter da." Allerdings ist die Mutter vor über dreißig Jahren verstorben.

Klara ist in dieser Phase oft unruhig. Sie rennt den Flur auf und ab und hat einen starken Bewegungsdrang. Manchmal ist sie aber auch ängstlich. Dann kann sie plötzlich zornig werden und mit der Faust auf den Tisch schlagen. Gelegentlich wird Klara aggressiv gegenüber ihren Mitbewohnern oder dem Personal und schimpft lauthals: „Hau ab! Lass mich in Ruhe, du dumme Kuh!"

> Unterstützung sollte in dieser Phase unaufdringlich angeboten werden. Die Betroffenen haben nämlich gar nicht das Gefühl, dass sie alt und dement sind.

Um sich besser in Klaras Lage hineinzuversetzen, stellen Sie sich folgende Situation vor: Sie fühlen sich geistig fit. Sie haben sich gerade etwas Zeit genommen. Sie lesen diesen Ratgeber, denken darüber nach – und möchten etwas Neues lernen. Plötzlich kommt jemand und sagt zu Ihnen: „Nein, das stimmt gar nicht. Sie sind 97 Jahre alt. Ich begleite Sie jetzt auf die Toilette. Und danach ist es Zeit zum Mittagessen." Wie würden Sie sich dabei fühlen? Wie im falschen Film? Jetzt können Sie sich ungefähr vorstellen, wie Klara die Situation erlebt.

Wie bei vielen dementen Menschen tritt auch bei Klara in dieser Phase ein körperlicher Aspekt hinzu: Klara wird harninkontinent. Sie benötigt Einlagen. Problematisch bei ihr ist, dass sie diese nicht akzeptiert, weil sie den Fremdkörper als störend empfindet. Sie zieht sich häufig in eine Ecke zurück. Dort zieht sie die Einlage aus, legt sie beiseite und uriniert daneben. Verschiedene Inkontinenzprodukte haben nichts genützt. Klaras Freiheitsdrang ist zu groß. Immer wieder erledigt sie ihr Geschäft in einer Ecke.

Die einfachste Lösung hat sich hier als wirkungsvoll erwiesen: Klara wird engmaschig betreut. Alle zwei Stunden geht jemand mit Klara auf die Toilette. Seither hat sich das Problem tagsüber erledigt. Aber auch nachts ist Klara immer wieder aufgestanden. Dann hat sie die Toilette nicht gefunden und ihre Notdurft in einer Ecke verrichtet. Die Schneiderin hat ihr nun eine Art „Strampelanzug für Erwachsene" genäht. Darin schläft sie nachts. Sie kann den Anzug selbst nicht öffnen. Dadurch bleibt die Einlage dort, wo sie sein soll. Positiver Nebeneffekt: Klara bekommt dadurch nachts deutlich mehr Schlaf.

Phase 3 (schwere Demenz): Abhängigkeit

Emma lebt schon einige Jahre im Pflegeheim. Mehr und mehr wird sie abhängig von anderen. Sie rutscht langsam in die Spätphase einer Demenz. Diese Phase beginnt im Durchschnitt sechs Jahre nach Diagnosestellung.

Inzwischen sitzt Emma meistens im Rollstuhl oder liegt im Bett. Sie wirkt unruhig und nestelt an der Bettdecke herum. Wenn sie etwas in die Finger bekommt, greift sie danach und lässt es nicht mehr los. Emma schreit häufig: „Hilfe, Hilfe!" Nachts wird sie meistens für ein paar Stunden wach. Sie setzt sich dann in ihrem Bett auf und ruft nach ihrer Mutter. Außerdem kann Emma inzwischen ihren Stuhlgang nicht mehr halten.

Ihre Bewegungen erinnern an Menschen mit Parkinson: Wenn sie ihren Arm hebt, geschieht das ruckartig; man denkt unwillkürlich an ein Zahnrad. Die Finger wirken nervös und zittrig – manchmal sieht es fast aus, wie wenn sie Geld zählen würde. Alle Bewegungen erfolgen bedächtig und langsam. Eine Einschränkung macht Emma sehr zu schaffen: Sie verschluckt sich häufig und damit wird das Essen für sie schwieriger.

Emma wirkt zunehmend abwesend. Sie redet weniger als früher – und wenn, dann springt sie zwischen mehreren Gedanken hin und her. Manchmal spricht sie zwar noch ganze Sätze, aber diese ergeben für Dritte oft keinen Sinn. Ein Beispiel: Als das Pflegepersonal sie neulich lagerte, sagte Emma: „Das bin ich an und für sich nicht gewohnt, dass ihr die Suppe so durchnudelt." Ihre Sätze werden aber eher kürzer. Zuletzt bestehen sie in dieser Phase nur noch aus ein oder zwei Wörtern. Emma kann ihr Leben nicht mehr alleine führen. Sie ist davon abhängig, dass man ihr hilft. Andernfalls würde sie verwahrlosen. Ihre Haut würde wund werden, wenn niemand sie lagert. Sie ist auch gefährdet, eine Lungenentzündung zu bekommen. Dem kann man mit Atemübungen entgegenwirken.

Manchmal heißt es über Menschen mit Demenz in dieser Phase: „Die kriegen ja gar nichts mehr mit." Ich bin davon überzeugt, dass das nicht stimmt. Im Gegenteil. Ich habe erlebt, dass Menschen mit Demenz sogar sensibler sein können als andere Menschen. Dazu möchte ich ein Beispiel erzählen.

Als Krankenpfleger begleitete ich Emma in der letzten Demenzphase. Tagsüber saß sie im Rollstuhl, abends brachte ich sie ins Bett. Als festes Ritual betete ich dann mit ihr das Vaterunser. Immer unter den gleichen Bedingungen. Das Fenster hatte ich vorher geschlossen; falls Musik lief, schaltete ich diese ab. Ich hielt Emmas Hände mit meinen umschlossen, sodass wir zusammen die Hände gefaltet hatten. Ich schaute ihr in die Augen und dann betete ich das Vaterunser laut vor. Wort für Wort. Ich machte immer eine kleine Pause vor dem letzten Wort eines Satzes oder Halbsatzes.

Irgendwann fiel mir auf: Emma verhielt sich nicht jeden Abend gleich. Manchmal betete sie gar kein Wort mit, mal sprach sie ein oder zwei Wörter des Gebets. An anderen Tagen waren es drei oder vier Wörter. Es gab Tage, da wirkte Emma konzentrierter, an anderen Tagen schien sie nicht bei der Sache zu sein. Das weckte mein Interesse. Gab es irgendwelche Faktoren, die Emma dabei halfen, wacher und aufmerksamer zu sein? Unter welchen Umständen betete sie mehr Wörter mit?

Ich wollte es systematisch angehen. Also druckte ich das Vaterunser aus der Bibel hundertmal aus. Jeden Abend, wenn ich Emma ins Bett brachte, nahm ich einen Zettel mit. Gleich im Anschluss an unser gemeinsames Gebet unterstrich ich die Wörter, die Emma mitgebetet hatte. Außerdem vermerkte ich, ob an diesem Tag etwas anders gewesen war als sonst. Hatte sie etwas Besonderes erlebt? Oder war bei mir etwas Spezielles vorgefallen? Nachdem ich hundertmal auf diese Weise mit Emma gebetet hatte, wertete ich die Gebete aus. Meistens hatte Emma ungefähr drei Wörter mitgesprochen. Ich hatte sie während des Ins-Bett-Bringens immer zwei- bis dreimal mit Namen angesprochen und auch sonst versucht, sie einzubeziehen.

Aber an einem Abend war etwas anders. Denn *ich* war anders. Es war ein anstrengender Spätdienst gewesen. Einige Arbeiten musste ich noch erledigen. Und dann kam ein Konflikt mit einer Kollegin dazu.

An diesem Abend brachte ich Emma wie üblich ins Bett. Ich dachte, ich würde mich so wie jeden Abend verhalten: Ich schob sie im Rollstuhl ins Bad, suchte immer wieder Augenkontakt zu ihr und sprach sie ein paarmal mit ihrem Namen an.

Die Überraschung kam, als Emma im Bett lag. Wie immer hatte ich die alte Dame auf ihre Lieblingsseite gelagert. Alle Geräuschquellen waren ausgeschaltet. Ich hielt ihre Hände umschlossen und betete langsam das Vaterunser vor. Immer wieder stellte ich Augenkontakt her. Und was tat Emma? Sie fixierte mich an diesem Abend mit starrem Blick. Sie wirkte verkrampft und betete kein einziges Wort mit.

Später dachte ich über diese Begebenheit nach. Konnte es sein, dass Emma gespürt hatte, dass ich ziemlich gestresst war? Ich war davon ausgegangen, dass ich das gut überspielen konnte und mich so „professionell" verhielt wie immer. Aber es muss daran gelegen haben. Spätestens seit diesem Tag weiß ich, wie sensibel Menschen mit Demenz sind. Auch noch in der dritten Phase.

> Konnte es sein, dass Emma mir abgespürt hatte, dass ich ziemlich gestresst war?

Beim gemeinsamen Gebet mit Emma habe ich übrigens noch mehr Entdeckungen gemacht. Es gab zahlreiche Aha-Erlebnisse an diesen Abenden. Zum Beispiel in Sachen Anrede.

In Pflegeheimen ist es oft vorgeschrieben, dass das Personal die Bewohner mit „Sie" anspricht. Das finde ich richtig. Denn ich habe leider schon oft beobachtet: Wenn man demente Menschen, die man persönlich nicht kennt, mit „Du" anredet, verliert man leicht die nötige Distanz. Verniedlichungsformen wie „Omilein" können die Enkel gern verwenden, aber für Pflegekräfte sollten sie tabu sein. Wenn jemand sagt: „Bist du aber süß", so ist das vielleicht eine nette Anrede für ein Baby – aber nicht für Erwachsene. Menschen mit Demenz haben eine Biografie und viele eigene Erfahrungen. Mir hilft das formelle Sie, eine gesunde Distanz zu wahren.

Die Kehrseite der Medaille ist jedoch, dass Menschen mit Demenz „rückwärts" vergessen. Wie schon mehrfach beschrieben, wird der Stapel mit ihren Erinnerungen von oben nach unten abgeräumt. Viele Bewohner sind Frauen, die einmal den Nachnamen ihres Mannes angenommen haben. Weil er auf dem Stapel weiter oben lag, haben sie ihn oft schon vergessen, während sie ihren Vornamen noch kennen, der sie seit Kindertagen begleitet.

Also habe ich versuchsweise Emma einige Male mit ihrem Vornamen angesprochen (allerdings bin ich trotzdem beim „Sie" geblieben). Das Ergebnis sah so aus: An den Abenden, an denen Emma mit ihrem Vornamen angesprochen wurde, wirkte sie beim Gebet aufmerksamer, und sie sprach mehr Wörter mit. Wenn ich sie jedoch seltener oder gar nicht mit Namen ansprach, sah es genau andersherum aus. Dann betete sie weniger Wörter mit und wirkte abwesender.

Auch Musik hatte einen Einfluss auf Emmas Stimmungslage. Sie hatte immer gerne klassische Musik gehört. Weil ich das wusste, ließ ich an einigen Abenden klassische Musik laufen. Und siehe da: Emma betete mehr Wörter mit und wirkte ausgeglichener. An einem anderen Tag war Emmas Tochter zu Besuch gewesen. Sie hatte einen populären Radiosender eingestellt, auf dem die Charts liefen. Als ich Emma abends ins Bett brachte, drehte ich die Musik leiser. Die Charts liefen nur noch dezent im Hintergrund. An diesem Abend war Emma sehr blass, hatte Schweißperlen auf der Stirn und betete kein Wort mit.

Bei Menschen, die früher gern in den Gottesdienst gegangen sind, kommen Kirchenlieder gut an. Wer sie seinen Angehörigen nicht vorsingen möchte, kann auf CD, MP3 oder Lieder aus dem Internet zurückgreifen. Schön ist, wenn die Lieder ruhig und getragen arrangiert sind. Gute Erfahrungen habe ich auch mit Taizé-Liedern und ähnlichen Gesängen gemacht. Auf der gleichen Tonlage wird immer wieder der gleiche Satz wiederholt. Ich habe erlebt, dass sogar manche Bewohner in dieser Spätphase der Demenz ab der siebten oder achten Wiederholung plötzlich leise mitsummten oder die Füße im Takt bewegten.

Checklisten für die schnelle Hilfe

Hier habe ich noch drei Probleme aufgenommen, bei denen immer wieder um Rat gefragt wird: Desorientierung, Schlafstörungen und Inkontinenz. Zur schnellen Ideenfindung liefere ich Ihnen hierzu drei Checklisten. Ich hoffe, dass ein Aspekt dabei ist, der ein guter nächster Schritt für Sie ist.

Einige Ideen für den Umgang mit Desorientierung:
- Gestalten Sie das Umfeld einfach und übersichtlich.
- Reduzieren Sie aufdringliche Sinnesreize wie beispielsweise unruhige Muster auf Teppichen.
- Wenn möglich, erleichtern Sie die Orientierung mit Kontrastfarben, beispielsweise bunte Lichtschalter bei weißem Hintergrund – oder eine grüne WC-Brille.
- Vermeiden Sie absolute Dunkelheit in der Nacht. Ein Nachtlicht kann den Weg zur Toilette erleichtern.
- Sorgen Sie auch tagsüber für gute Beleuchtung.

- Eine Digitaluhr kann oft noch länger abgelesen werden als eine Zeigeruhr mit Ziffernblatt.
- Eine Tagesstruktur kann auch dabei helfen, sich zurechtzufinden.

Was tun bei Schlafstörungen?

Einige Ideen – vielleicht klappt es dann ja ohne Medikamente:

- Bewegung im Freien sorgt für Entspannung und kann dazu beitragen, dass der Schlaf leichter möglich ist. Vielleicht ist ja ein Spaziergang oder Gartenarbeit möglich. Frische Luft tut gut. Vielleicht zur Not auch nur am offenen Fenster oder auf dem Balkon.
- Bieten Sie einem Menschen, der nachts nicht gut schläft, tagsüber Beschäftigung an – er sollte nicht zu viele Nickerchen machen.
- Achten Sie auf die Wirkung von Koffein. Manchen Menschen macht das nichts aus. Bei anderen tritt eine schlafraubende Wirkung ein, wenn sie abends noch Kaffee trinken.
- Dimmen Sie abends das Licht in der letzten Stunde vor dem Zubettgehen.
- Berücksichtigen Sie die individuellen Schlafenszeiten Ihres Gegenübers. Ist er eine „Lerche" oder eine „Eule"? Ist er ein Frühaufsteher oder ein Nachtmensch?
- Benutzen Sie die vertraute Bettwäsche.
- Bewahren Sie die Tageskleidung nachts unzugänglich auf. Zumindest dann, wenn sie Ihr Gegenüber dazu inspiriert, die Nacht zum Tag zu machen und sich anzuziehen.
- Eine kleine Hilfe gegen Einsamkeit kann es sein, das Fenster geöffnet zu lassen. Man hört die Vögel pfeifen, einen Hund bellen, oder es redet mal jemand draußen.
- Kalte Füße? Hier können warme Wollsocken oder Bettschuhe helfen. Stürzt jemand öfter, wenn er nachts auf Socken unterwegs ist, besorgen Sie Antirutschsocken.
- Achten Sie darauf, dass in der Wohnung keine Stolperfallen wie

Decken oder Kissen auf dem Boden liegen. Damit nicht zur Schlaflosigkeit auch noch ein Sturz kommt.
* Erinnern Sie Ihr Gegenüber vor dem Zubettgehen nochmals, auf die
Toilette zu gehen.
* Vermeiden Sie abends aufregende Aktivitäten.

Inkontinenz – was nun?

* Achten Sie auf Anzeichen wie Nesteln an der Kleidung oder Unruhe.
* Machen Sie den Weg zur Toilette gut auffindbar.
* Verwenden Sie geeignete Kleidung, die Ihr Gegenüber selbst öffnen
kann, etwa mit Klettverschlüssen.
* Gehen Sie tagsüber immer wieder mal mit Ihrem Angehörigen auf
die Toilette bzw. motivieren Sie ihn dazu.
* Verwenden Sie notwendige Hilfsmittel wie Einlagen, Windeln,
Netzhosen oder Matratzenschoner.

Tipps, um die Kommunikation zu erleichtern

Im Umgang mit dementen Menschen werden Sie auf verschiedene
Schwierigkeiten stoßen. Manchmal wirkt es, wie wenn sich zwischen Ihnen und Ihrem Angehörigen eine Mauer befindet. Wie können Sie versuchen, diese Mauer zu durchbrechen? Hier einige Ratschläge, die sich bewährt haben. Versuchen Sie nicht, alle Tipps auf einmal umzusetzen. Das
könnte Sie überfordern und die Ratschläge zu Rat
SCHLÄGEN machen. Nehmen Sie eine Idee und bauen
diese in Ihren Alltag ein. Erst wenn der Tipp zur Gewohnheit geworden ist, nehmen Sie sich den nächsten
Ratschlag vor.

**Versuchen Sie nicht,
alle Tipps auf einmal
umzusetzen.**

Setzen Sie Sinn voraus

Setzen Sie beim Verhalten Ihres dementen Gegenübers Sinn voraus. Dazu ein Beispiel: Hans wird immer ganz ruhig und ausgeglichen, wenn er irgendwo eine Flagge sieht. Er lächelt dann und wirkt entspannt. Dabei ist er sonst angetrieben und eher unruhig.

Woher nun also kommt diese plötzliche Ruhe? Hat Hans eine militärische Vergangenheit? Oder hat er sich für Länder und Fahnen interessiert?

Nein, die Lösung ist eine ganz andere: Hans hat am 1. Mai Geburtstag. An diesem Tag wurden früher wohl immer die Flaggen gehisst. Er hatte an diesem Tag frei. Den Tag hat er gerne mit Freunden zusammen gefeiert. Oft verbunden mit einer Maiwanderung. Und noch heute – wenn er eine Flagge sieht, erinnert ihn dies an schöne Grillfeste und an Tage voller Sonnenschein und Geselligkeit.

Fragen Sie sich beim Verhalten Ihres dementen Angehörigen also: Was könnte der Sinn seines Verhaltens sein? Wenn Sie es nicht verstehen: Gehen Sie davon aus, dass es doch einen Sinn hat, der sich Ihnen aber (noch) nicht erschließt.

Nehmen Sie sich Zeit

Nehmen Sie sich Zeit für Ihren dementen Angehörigen. Wenn ich mit Emma in der späten Demenzphase das Vaterunser betete (siehe Phase 3), merkte sie offenbar, ob ich Zeit hatte. War ich gestresst und in Eile, betete sie kaum mit und wirkte unruhiger. Hatte ich Zeit, wirkte sie entspannter. Demente Menschen reagieren darauf, ob Sie mehr oder weniger Zeit haben. Um Menschen mit Demenz etwas zu erklären, brauchen Sie viel mehr Zeit, als wenn Sie es Menschen ohne Demenz erklären. Eine Taschenbuchseite mit etwa 200 bis 250 Wörtern können Sie Menschen ohne Demenz in zwei bis drei Minuten vorlesen. Wollen Sie dieselbe Textmenge Menschen mit Demenz näherbringen, müssen Sie nur fürs Erzählen die doppelte Zeit einrechnen. Legen Sie zwischendurch noch eine Pause ein und bauen vertiefende Elemente für alle Sinne ein (siehe Blogbeitrag hinten im Buch), können Sie von einem mehrfachen Zeitbedarf ausgehen.

Halten Sie Blickkontakt

Ideal ist es, sich auf Augenhöhe des Gegenübers zu begeben. Wenn Ihr Zuhörer sitzt, setzen Sie sich zu ihm. Augenkontakt signalisiert Interesse, Angenommensein und Geborgenheit. Allerdings sollten Sie auf das richtige Maß achten. Schauen Sie jemandem dauernd in die Augen, wird er nervös. Schauen Sie zwischendurch auch anderswohin, etwa auf die Nase Ihres Zuhörers oder auf einen Gegenstand, den Sie dabeihaben.

Bereiten Sie Ihr Gegenüber behutsam vor

Viele Menschen mit Demenz sind überfordert, wenn Sie sich von hinten nähern oder sie von der Seite ansprechen. Besser ist es, wenn Sie sich Ihrem Gesprächspartner von vorne nähern. Erklären Sie zuvor, was Sie vorhaben. Und erinnern Sie noch einmal daran. Sagen Sie zum Beispiel: „Das Wetter ist heute so schön. Nachher setzen wir uns in den Garten."

Sprechen Sie deutlich und langsam

Manche Menschen haben das Gefühl, dass sie demente Menschen anbrüllen müssen. Das stimmt nicht. Nicht alle alten Menschen sind zwangsläufig schwerhörig. Damit Sie besser verstanden werden, können Sie aber etwas tiefer sprechen. Tiefere Töne werden im Alter oft besser wahrgenommen als schrille Töne. Ihre Stimme wird tiefer, wenn Sie aus dem Bauch heraus tief ein- und ausatmen.

Drücken Sie sich einfach, kurz und klar aus

Es gibt Sätze, die versteht ein dementer Mensch nicht: „Wir gehen jetzt auf die Toilette und nach dem Abendessen bringe ich dich ins Bett." Hier ist gleich mehreres missverständlich.

Zuerst: Vorsicht mit dem Wörtchen „wir"! Zu einer Bewohnerin sagte einmal jemand: „Wir gehen auf die Toilette." Daraufhin sagte die demente Frau: „Wieso? Musst du auch aufs Klo?"

Kommunizieren Sie klar. Sagen Sie: „Ich bringe dich auf die Toilette." Nachdem Ihr Gegenüber auf der Toilette war, kündigen Sie an, dass Sie sich jetzt zum Essen setzen. Und nach dem Essen erklären Sie: „Und jetzt bringe ich dich ins Bett." Drücken Sie nur einen Gedanken pro Satz aus. Vermeiden Sie verschachtelte Sätze.

Wiederholen Sie bei Bedarf

Wenn Ihr Gegenüber Sie nicht versteht, wiederholen Sie. Die Wiederholung muss sich nicht plump anhören. Sie können einen Satz auch elegant wiederholen, indem Sie ihn später noch einmal unauffällig einstreuen. Oder Sie wiederholen, indem Sie sich auf einen Gegenstand beziehen. Wenn Sie Ihr Gegenüber zum Trinken auffordern möchten, sagen Sie nicht nur: „Trink bitte einen Schluck." Verständlicher ist es, wenn sie zugleich auf das Glas zeigen.

Verwenden Sie Gegenstände oder Altbekanntes

Mit Gegenständen kurbeln Sie ein Gespräch an. Sie können damit auch gut auf ein bestimmtes Thema zurückkommen. Menschen mit Demenz hilft es, wenn sie einen Gegenstand betrachten oder betasten können. Dadurch werden ihre Gedanken gebündelt.

Ein Fotoalbum mit alten Familienbildern kann solch eine Hilfe sein, denn es erinnert an früher. Auch Lieder stoßen Erinnerungen an. Sprichwörter und Redensarten lassen an früher zurückdenken. Wenn sich ein dementer Mensch an verwendete Sprichwörter erinnert, weckt dies in ihm Freude und macht selbstbewusst.

Stellen Sie Fragen

Fragen fördern die Kommunikation. Auch hier ist es wieder wichtig, dass die Fragen klar und einfach gestellt werden. Sie dürfen nicht verschachtelt oder zu umständlich sein. Also fragen Sie nicht: „Sind dir im Laufe deines langen Lebens schöne Lieder begegnet, hast du Lieblings-Liedstrophen, oder gibt es besondere Volkslieder, die dir gefallen?" Einfacher wäre: „Wie heißt dein Lieblingslied?"

Bei solchen „offenen" Fragen kann der Betroffene zwischen vielen

Antwortmöglichkeiten wählen. Wenn offene Fragen zu schwierig sind, können Sie zu geschlossenen Fragen übergehen: „Kennst du das Lied: Großer Gott, wir loben dich?" Darauf kann Ihr Gegenüber mit Ja oder Nein antworten.

Mit gezielten Fragen können Sie insbesondere in frühen Phasen gut über Gedächtnisdefizite hinweghelfen. Zugleich können einfache Fragen in eine andere Richtung lenken, wenn der Betroffene immer wieder das Gleiche erzählt.

Wichtig ist, dass Fragen den dementen Menschen motivieren. Das bedeutet: Er sollte nicht das Gefühl haben, bei einem Verhör zu sein, in dem er mit einer Frage nach der anderen konfrontiert wird. Zwischen den Fragen braucht der demente Mensch Zeit. Wenn er eine Frage nicht beantworten kann, geben Sie ihm nicht das Gefühl, es wäre schlimm. Geeignet sind Fragen, die der demente Mensch aus dem Altgedächtnis beantworten kann. Also nach Dingen zu fragen, die auf dem Stapel angehäufter Lebensschätze eher unten liegen. Fragen, die mit „wer", „wie", „wo" und „was" eingeleitet werden, sind besonders geeignet, denn sie wecken konkrete Bilder. Fragen, die mit „wann" beginnen, sind nur bedingt geeignet. Sie werden aber oft verstanden, wenn Sie damit nach einem fixen Lebensdatum fragen – wie dem Geburtsdatum oder dem Hochzeitstag. Zurückhaltend sollten Sie mit Fragen sein, die mit den Fragewörtern „warum", „weshalb" und „wozu" beginnen. Die Antworten auf solche Fragen verlangen meistens komplexere Erklärungen, die ein dementer Mensch unter Umständen nicht mehr geben kann. Denken Sie beim Fragen immer wieder an den Stapel mit den Scheinen: Die Scheine, die weiter unten liegen, bleiben länger abrufbar. Eine schlechte Frage wäre also: „Wann hast du heute zu Mittag gegessen?" Besser ist: „Was hast du als Kind gerne gespielt?"

Wenn Sie beim Fragen ein schlechtes Gefühl haben oder den Eindruck haben, dass Sie Ihren Angehörigen überfordern, fragen Sie lieber weniger.

Halten Sie Ruhepausen ein

Verschnaufpausen helfen zur inneren Ruhe. Manche Bewohner im Pflegeheim schlafen ein oder sind überreizt, wenn zu viele Termine oder Gruppen nacheinander stattfinden. Ebenso kann es überfordern, wenn Sie für Ihre Angehörigen zu viele Termine nacheinander organisieren. Vielleicht lässt es sich auch entspannter planen. Dies hilft Ihrem Angehörigen.

Auch während Sie sprechen, sind Pausen hilfreich. Wenn es im Redefluss eine Pause gibt, hängt der zuletzt gesprochene Satz noch in der Luft. Er schwingt nach. Sagen Sie nicht alles direkt hintereinander. Auch Emma konnte in der letzten Demenzphase mehr Wörter des Vaterunsers mitsprechen, wenn ich zwischendurch kurze Pausen einlegte.

Zu viele Worte und Geräusche überfordern die dementen Menschen. Daher ist es auch nicht hilfreich, wenn Ihr Angehöriger den ganzen Tag lang einer Geräuschkulisse ausgesetzt ist. Lassen Sie nicht den ganzen Tag über das Radio oder den Fernseher laufen. Besser ist es, zwischendurch Ruhepausen einzulegen.

Helfen Sie mit Wörtern aus

Häufig bleiben demente Menschen an einem Begriff hängen, der ihnen nicht einfällt: „Wir waren gerade im … im … im …" An dieser Stelle können Sie ergänzen: „… im Garten." Helfen Sie in solchen Fällen mit Wörtern aus. Meiner Erfahrung nach wird Ihr Gegenüber meist dankbar lächeln und sagen: „Ja, im Garten." Danach kann er wieder weitersprechen. Belassen Sie es dann aber auch erst einmal dabei, nur dieses eine Wort vorzusagen. Warten Sie, ob Ihr Gegenüber dann wieder selbst weiterspricht. Greifen Sie nicht vor und nehmen Sie ihm nicht alle Wörter weg.

Versuchen Sie, beruhigend einzuwirken

Wirken Sie beruhigend auf Ihren Angehörigen ein. In der Adventszeit waren im Pflegeheim zur Dekoration Geschenkpäckchen ausgebreitet.

Eine Bewohnerin fing an, dieses Deko-Material auszupacken. Sie war wohl der Meinung, sie befinde sich in ihrem Wohnzimmer, und die Päckchen seien für sie. Eine andere Bewohnerin wollte sie abhalten. Daraufhin gerieten die beiden Damen in heftigen Streit.

Hier ist wichtig, sich nicht in die Auseinandersetzung hineinziehen zu lassen. Auch gerade als Angehöriger, wenn Sie sich selbst in einem Konflikt mit dem Angehörigen befinden: Versuchen Sie, ruhig zu bleiben. Gehen Sie davon aus, dass der Konflikt bald vergessen ist. Wenn es möglich ist, trennen Sie die beiden Streitenden voneinander. Und wenn Sie selbst Teil des Konfliktes sind, versuchen Sie, auf Abstand zu gehen.

Überlegen Sie, was das Grundgefühl ist, das zugrunde liegt, wenn Ihr Angehöriger ein Geschenk auspackt. Neben Freude und Trauer gibt es Wut, Angst, Furcht, Ekel, Überraschung, Verachtung. Am besten erkennen Sie am Gesichtsausdruck, welches Gefühl jetzt vorherrscht. Fassen Sie es in Worte, wenn Ihr Gegenüber zum Beispiel freudig wirkt: „Wir sind ja alle beschenkt. Uns geht es gut. Wir haben ein Dach über dem Kopf. Und genug zu essen." Vielleicht wird der demente Mensch darauf sagen: „Ja, das stimmt. Uns geht es gut."

Lassen Sie erzählen

Demente Menschen sind oft angetrieben und haben das Gefühl, mitten im Leben zu stehen. Frauen wollen kochen oder sonstige Aufgaben im Haushalt erledigen. Demente Männer haben manchmal den Eindruck, sie würden gerade ihrer früheren Arbeit nachgehen. Versuchen Sie, solche Unruhe in ein Gespräch zu lenken. Probieren Sie, Ihren Angehörigen zum Reden zu motivieren.

Fragt ein ehemaliger Versicherungsvertreter etwa: „Wo sind die Papiere?", dann können Sie als Angehöriger zurückfragen: „Welche Papiere meinst du denn?" Will die demente Mutter kochen, können Sie sagen: „Verrate mir doch einmal das Geheimrezept für deinen leckeren Braten."

Andersherum kann es auch helfen, wenn Sie dem Betroffenen in so einer Situation Geschichten aus dem Alltag erzählen. Vielleicht kennen

Sie nette Alltagsanekdoten von früher. Oder Sie greifen auf ein Vorlesebuch für Menschen mit Demenz zurück. Erzählen lenkt ab und regt die Fantasie an. Geschichten geben einladende Impulse, ohne dass sie mit erhobenem Zeigefinger daherkommen. Jesus Christus hat auch viele Geschichten erzählt, die wir bis heute nacherzählen.

Setzen Sie schriftliche Reize ein

Begriffskarten und schriftliche Reize unterstützen die Kommunikation. Wollen Sie gezielt über ein Thema sprechen, bringen sie Begriffskarten mit. Eine Karte – ein Begriff. Wenn es das Thema Glaube ist, kann auf diesen Karten etwa stehen: „Glaube", „Gnade", „Jesus Christus", „Bibel", „Gott", „beten", „Vergebung", „heilig", „Ewigkeit", „Kirche", „Gemeinde", „Kerze", „Altar", „Pfarrer", „Kommunion" oder „Konfirmation".

An einem Karfreitag habe ich für meine Andacht im Pflegeheim einmal einige Bibelverse auf Papier ausgedruckt. Es waren die Worte, die Jesus am Kreuz gesprochen hat:

„Es ist vollbracht."

„In deine Hände befehle ich meinen Geist."

„Mein Gott, warum hast du mich verlassen?"

Die Buchstaben waren jeweils sehr groß geschrieben. Ich hielt das Blatt den Teilnehmern in angenehmer Leseentfernung vor die Augen und zeigte mit dem Finger jeweils dahin, wo die Bewohner nun lesen sollen. Das Ergebnis: Bei vielen Bewohnern war ich verblüfft, dass sie so viele Wörter lesen konnten.

Verwenden Sie zentrale Begriffe.

Häufig können Menschen mit Demenz gut abgeholt werden, wenn Sie Verben benutzen: Die Frau – spaziert. Der Hund – bellt. Wiederholen Sie Zentralbegriffe. Verständlich sind vor allem Verben („er steht", „sie geht") und Hauptwörter („Bett", „Eimer", „Haus"). Führen Sie dadurch Ihr Gegenüber wieder zum Thema zurück.

Beachten Sie Sprachveränderungen

Es ist interessant zu beobachten, wie sich die Sprache verändert. Als sich der Wortschatz der heute älteren Menschen gefestigt hat, benutzte man manche Wörter, die heute eher unüblich sind, zum Beispiel „Lümmel"; damit war ein Lausbube gemeint. Oder „dufte"; heute würde man „spitze" oder „prima" sagen. Nach dem Zweiten Weltkrieg war auch das Wort „Persilschein" gängig. Zu dieser Zeit wurden viele verdächtigt, an den üblen Taten der Nazis beteiligt gewesen zu sein. Eine Person galt als reingewaschen, wenn sie von einem ehemaligen Opfer oder Gegner des Naziregimes entlastet wurde. Diese Person bekam dadurch einen „Persilschein". Solche und weitere Begriffe verwendet heute niemand mehr.

Umgekehrt gibt es heute Wörter, die ein dementer Mensch nicht mehr versteht; etwa Begriffe aus dem englischsprachigen Raum wie „cool". Auch andere Wörter wie „toll" haben einen Bedeutungswandel mitgemacht. Heute will man mit toll sagen: Das war „super". Früher war „toll" aber kein Kompliment. Es bedeutete: Jemand ist verrückt. Sie können allein oder mit Ihrem dementen Angehörigen einmal einen alten Film anschauen. Beispielsweise Klassiker mit Heinz Rühmann, Heinz Erhard oder Theo Lingen. Sie werden dabei vielleicht Sprachveränderungen bemerken – oder dass manches früher ganz anders war als heute. Wenn Sie sich hin und wieder einen solchen Film ansehen, bekommen Sie ein Gespür für die Zeit, in der Ihr Angehöriger aufgewachsen ist, gearbeitet hat – und in der er in Gedanken jetzt lebt.

Setzen Sie Berührungen gezielt ein

Berührungen sagen mehr als Worte. Viele demente Menschen sind über Berührungen besser zu erreichen als über Worte. Besonders in späteren Phasen der Demenz ist das der Fall. Das bedeutet aber nicht, dass Sie den Betroffenen ständig umarmen müssen. Es gibt auch andere, beiläufige Berührungen: Sie können die Hand auf die Schulter des Betroffenen legen. Oder Ihre Hand auf seinen Oberarm legen. Lehnen Sie sich Rücken an Rücken und atmen Sie im gleichen Rhythmus.

Aber Vorsicht: Kein Mensch wird nur aufgrund seiner Demenz zum berührungsbedürftigen Wesen. Manche Menschen möchten wenig oder gar nicht berührt werden. Achten Sie auf die Signale Ihres Gegenübers. Weicht die Person zurück, wenn Sie sich ihr nähern? Wird sie unruhig? Ein dementer Mann, mit dem ich immer wieder zu tun habe, freut sich meistens, wenn ich ihm die Hand halte. Aber es gibt Tage, da lässt er es nicht zu und wird ärgerlich. Mit der Zeit habe ich verstanden, dass es solche und andere Tage gibt. Hier wünsche ich Ihnen viel Weisheit dabei, das rechte Maß zwischen Nähe und Abstand zu finden.

Achten Sie auf einen festen Tagesrhythmus

Ein fester Tagesrhythmus hilft Menschen mit Demenz. Der Betroffene selbst bringt Zeiten durcheinander. Er steht nachts auf und lässt die Waschmaschine laufen. Vielleicht finden Sie Wege, um ihn darin zu unterstützen, einen gesunden Tag-Nacht-Rhythmus aufrechtzuerhalten. Möglicherweise trinkt er abends gern ein Glas heiße Milch. Oder es beruhigt ihn, wenn er zum Einschlafen klassische Musik hört. Möglicherweise hilft es, wenn er morgens zu Gymnastikübungen angeleitet wird. Wenn Sie mit Ihrem Angehörigen etwas machen möchten, wobei er sich besonders konzentrieren muss, wählen Sie am besten den späten Vormittag. Da ist die Aufmerksamkeit meist am größten.

Weitere praktische Tipps zur Kommunikation finden Sie in dem gut lesbaren Standardwerk „Mit dementen Menschen richtig umgehen: Validation für Angehörige" von Vicki de Klerk-Rubin. Etwas anspruchsvoller, aber ebenfalls lohnenswert ist der Ratgeber „Richtig sprechen mit dementen Menschen" von Friederike Leuthe.

Teil 3

Gemeinsame Zeit sinnvoll gestalten

Die Tage werden lang für Menschen, die keine Beschäftigung haben. Für die alte Frau, die nach dem Tod ihres Mannes plötzlich allein lebt. Für den dementen Mann im Pflegeheim, der nur selten Besuch bekommt. Es ist wertvoll, wenn Sie Zeit haben für Menschen mit Demenz. Eine wertschätzende Grundhaltung könnte sein: Ich will jetzt Zeit haben für diese Person. Egal, ob Sie nun Sohn, Partnerin oder ein entfernt Bekannter sind. Ich wurde selbst so reich beschenkt, davon will ich dem anderen etwas schenken. Das Weitere ergibt sich von selbst.

In diesem Teil gebe ich einige Anregungen, was Sie gemeinsam machen können. Hilfreich ist es, wenn Sie sich fragen: Was interessiert mein Gegenüber? Was waren seine Hobbys? Wo hat er Fähigkeiten entwickelt? Was kann er noch?

Versuchen Sie, Alltagsfähigkeiten zu erhalten

Im Laufe einer Demenz gehen die Fähigkeiten nach und nach verloren. Folglich wird ein dementer Mensch mit der Zeit auch verlernen, wie man Kaffee kocht oder wie man das Fernsehgerät einschaltet. Üben Sie solche Dinge spielerisch.

Üben Sie gemeinsam, wie man Kartoffeln schält. Kochen Sie zusammen Kaffee. Zeigen Sie, wie man den Schlüssel im Türschloss umdreht.

Erklären Sie Ihrem dementen Angehörigen Schritt für Schritt, wie er das Radiogerät bedienen muss: „Jetzt steckst du den Stecker in die Steckdose. Dann drückst du auf den Knopf an der Seite. Und jetzt kannst du an diesem Knopf an der Seite lauter drehen."

Lassen Sie Ihre Mutter in der Küche mithelfen und schnippeln Sie gemeinsam Gemüse. Wenn Ihr Vater immer gerne gelesen hat, lassen Sie sich von ihm einen Satz aus der Zeitung vorlesen, und wiederholen Sie diesen in anderen Worten. Üben Sie gemeinsam, wie man Kartoffeln schält. Kochen Sie zusammen Kaffee. Zeigen Sie, wie man den Schlüssel im Türschloss umdreht. Lassen Sie sich dafür viel Zeit und stellen Sie Ihren Angehörigen nicht unter Erfolgsdruck. Manchmal wird er etwas nicht können. Am anderen Tag läuft es wieder umso besser.

Strukturieren Sie den Alltag durch die Mahlzeiten

„Sodele, jetzt schabe ich noch die Spätzle." Rita aus dem Schwabenland freut sich sichtlich. Sie hat zwar Demenz, aber wenn sie Spätzle schaben kann, lacht das Schwabenherz, und sie wirkt plötzlich wieder geistig fit wie eh und je. Rita wird dort ins Kochen einbezogen und erlebt dadurch Sinn.

Nicht nur Kochen ist eine wichtige Alltagsaktivität. Auch das Essen. Wenn Sie mit einem dementen Menschen zusammen essen, nehmen Sie dabei automatisch gegenseitig am Leben teil. Außerdem strukturieren Mahlzeiten den Tagesablauf. Dafür ist es hilfreich, die Mahlzeiten regelmäßig einzunehmen und dabei auf eine angenehme und spannungsfreie Umgebung zu achten.

Für Ritas Angehörige ist klar: „Rita hat immer gern gekocht. Zu Hause haben wir sie einbezogen – und sie war glücklich. Dann musste sie in ein Pflegeheim umziehen. Wir haben eines gefunden, in dem sie in der Küche mithelfen konnte, soweit sie wollte."

Gemeinsames Kochen und Essen bedeutet, am Leben teilzunehmen.

Mit Musik geht alles besser

Wie schon erwähnt, haben viele Menschen mit Demenz großen Spaß daran, wenn Sie gemeinsam singen. In dieser Generation sind die alten Volkslieder noch bekannt. Zum Beispiel: „Kein schöner Land in dieser Zeit". Viele Volkslieder beinhalten auch christliche Aspekte und bringen etwa das Staunen gegenüber Gottes Schöpfung zum Ausdruck. Auch in Kirchengesangsbüchern können Sie altbekannte Lieder entdecken. Wenn Sie akustische Unterstützung brauchen, können Sie per Smartphone die entsprechenden Lieder vorspielen. Versuchen Sie, einfach mitzusingen. Denkbar ist auch, ein Lied gemeinsam zu pfeifen oder zu summen.

Hat Ihr Angehöriger einmal ein Musikinstrument gespielt? Dann lassen Sie ihn auf dem Akkordeon oder auf seiner Mundharmonika vorspielen, wenn er das möchte. Wichtig ist dabei zu signalisieren, dass es nicht unbedingt richtig sein muss. Nein, auch schräge Töne können Spaß machen und Gott loben.

Schlagen Sie zur Musik gemeinsam mit den Fingern im Takt auf den Tisch. Wippen Sie im Rhythmus der Musik mit den Füßen. Legen Sie ein Tänzchen ein – und wenn es auch nur ein Sitztanz ist. Seien Sie kreativ, und machen Sie gymnastische Übungen, die zur Musik passen.

Beziehen Sie das Jahr mit ein

Mit dem Ablauf des Jahres sind viele Erinnerungen verbunden, die auch in einer späteren Phase der Demenz noch abrufbar sind. Dies gilt für das Kirchenjahr und für die verschiedenen Jahreszeiten. Singen Sie Lieder, oder lesen Sie Liedtexte vor, die zum Kirchenjahr bzw. zur Jahreszeit passen. Sammeln Sie im Frühjahr einen Blumenstrauß. Trinken Sie gemeinsam ein Glas Wasser, wenn es im Sommer heiß ist. Warum nicht im Herbst das Zimmer mit bunten Blättern dekorieren oder eine kleine Schale mit Kastanien füllen? Greifen Sie gemeinsam hinein, und fühlen Sie, wie glatt die Oberfläche ist. Im Winter können Sie eine Schüssel mit Schnee ins Haus holen und sogar einen kleinen Schneemann bauen.

Verwenden Sie Rituale

Ein Ritual ist eine wiederkehrende Handlung. Wenn Sie morgens immer auf den Balkon gehen und tief durchatmen, ist das ein Ritual. Oder wenn Sie vor dem Schlafengehen überprüfen, ob alle Fenster geschlossen sind. Rituale geben Sicherheit, denn sie laufen „automatisch" und immer gleich ab. Auch demente Menschen haben Rituale, die nach einem festen Schema ablaufen.

Rituale geben Sicherheit, denn sie laufen „automatisch" und immer gleich ab.

Erna kämmt sich vor jeder Mahlzeit die Haare. Karl-Heinz resümiert immer, nachdem er auf der Toilette war: „Ende gut. Alles gut." Solche Rituale können Sie unterstützen. Sie vermitteln Sicherheit. Der demente Mensch erlebt das Gefühl: „Ich kann noch was. Ich weiß, wie das funktioniert. Da brauche ich keine Hilfe."

Es gibt auch zahlreiche christliche Rituale, die Sie in den Alltag einstreuen können. Selbst bei dementen Menschen kann sich ein Ritual mit der Zeit verfestigen, mit dem sie erst im Laufe der Demenz begonnen haben. Versuchen Sie es doch einmal mit christlichen Ritualen.

Ein schönes Ritual ist zum Beispiel das gemeinsame Tischgebet vor den Mahlzeiten. Sie können morgens einen Bibelvers vorlesen – aus den Losungen oder einem Kalender. Abends können Sie regelmäßig gemeinsam eine Kerze anzünden und ein kurzes Gebet sprechen, in dem Licht vorkommt: „Herr, du bist mein Licht und mein Heil." (Aber Vorsicht: Demente Menschen nie mit einer brennenden Kerze unbeaufsichtigt lassen!) Sie können etwas Öl auf die Fingerspitzen nehmen, Ihrem Gegenüber ein Kreuz auf Stirn und Brust andeuten und sagen: „Im Namen des Vaters, des Sohnes und des Heiligen Geistes. Amen."

Auch gemeinsames Singen kann zu einem festen Ritual im Alltag werden. Viele demente Menschen mögen Reime und freuen sich, wenn sie ein Gedicht hören. Es darf ruhig jeden Tag das gleiche sein.

Überfrachten Sie den Alltag aber auch nicht mit zu vielen Ritualen. Greifen Sie eines heraus, das Ihnen und Ihrem Angehörigen gefällt. Integrieren Sie dieses in den Alltag. Wenn es zu einer festen Routine geworden ist, überlegen Sie, ob Sie ein weiteres Ritual einbauen möchten.

Biblische Redensarten

Redensarten haben einen ähnlichen Effekt wie Rituale: Ihr dementes Gegenüber hört den Anfang – und merkt: „Aha, das kenne ich." Und sagt den Rest auf. Der 87-jährige Edwin sagte, nachdem er einige Redensarten richtig ergänzt hatte: „Komisch, was man alles weiß."

Sie lesen zum Beispiel vor: „Stell dein Licht nicht …" Falls die Redensart weniger bekannt ist oder die Demenz weiter fortgeschritten ist, lesen Sie noch ein Stück weiter: „Stell dein Licht nicht (unter den) …" Ihr Gegenüber ergänzt: „… unter den Scheffel." Lassen Sie mehrere Redensarten hintereinander raten; häufig steigern sich die Zuhörer mit der Zeit. Wenn Sie sich inmitten einer Gruppe von mehreren dementen Menschen befinden, ist es sinnvoll, sich erst einmal auf eine Person zu konzentrieren. Dann auf eine andere.

Hier einige Redensarten aus der Bibel, die in unserem Sprachgebrauch zu geflügelten Worten geworden und daher bestens bekannt sind. Probieren Sie es einmal aus.

Rund ums Paradies

• Das sind paradiesische … Zustände/Verhältnisse.
• Das ist ein Garten … Eden.
• Im Schweiße meines … Angesichts.
• Jenseits von … Eden/Gut und Böse.

Körperteile

• Er lebt auf großem … Fuß.
• Er schüttelt den Staub von den … Füßen.
• Von Angesicht zu … Angesicht.
• Er sieht nicht den Balken im eigenen … Auge.
• Er streut sich Asche aufs … Haupt.
• Das wächst mir über den … Kopf.

Im Hellen und im Dunkeln

• Er schläft den Schlaf des … Gerechten.
• Er tappt im … Dunkeln.
• Ihm geht ein … Licht auf.

Natur und Naturgewalten
- Nach uns die … Sintflut.
- Er schickt ihn in die … Wüste.
- Das fällt auf fruchtbaren … Boden.

Redensarten mit Begriffen, die zusammengehören:
- Vom Saulus zum … Paulus.
- Da gehts zu wie in Sodom und … Gomorrha.
- Er fängt an bei Adam und … Eva.
- Männchen und … Weibchen.
- Er geht in Sack und … Asche.
- Sie setzt Himmel und Erde (Hölle) in … Bewegung.
- Er weiß nicht mehr, wo rechts oder … links ist.
- Er schwitzt Blut und … Wasser.
- Das ist das A und … O.

Falsche Redensarten: Was stimmt hier nicht?
- „Hochfall kommt vor dem Mut." Stimmt das? Nein.
  Richtig ist: „Hochmut kommt vor dem Fall."
- „Er trägt eine Sau auf Händen." Stimmt das? Nein.
  Richtig ist: „Er trägt seine Frau auf Händen."
- „Alles Gute kommt vom Himmel." Stimmt das? Nein.
  Richtig ist: „Alles Gute kommt von oben."
- „Er kommt auf keinen grünen Baum." Stimmt das? Nein.
  Richtig ist: „Er kommt auf keinen grünen Zweig."

Zwei Redensarten in einer: Welche Aussprüche haben sich hier vermischt?
- „Sie sind ein Herz und eine Niere." Sagt man das so?
  Nein, man sagt: „Sie sind ein Herz und eine Seele."
  Oder man sagt: „Sie prüft etwas auf Herz und Nieren."
- „Auge um Auge, Mark und Bein." Sagt man das so?

Nein, man sagt: „Auge um Auge, Zahn um Zahn."
Oder man sagt: „Das geht mir durch Mark und Bein."
- „Ich wasche meine Hände im Sand am Meer." Sagt man das so?
Nein, man sagt: „Ich wasche meine Hände in Unschuld."
Oder man sagt: „Er hat Geld wie Sand am Meer."
- „Er tappt im siebten Himmel." Sagt man das so?
Nein, man sagt: „Er tappt im Dunkeln."
Oder man sagt: „Sie ist (schwebt) im siebten Himmel."

Bei den folgenden Redensarten ist etwas durcheinandergekommen.
Wie heißt sie richtig?
- „Das ist ein Siegel mit sieben Büchern." Nein, das ist nicht richtig.
Man sagt: „Das ist ein Buch mit sieben Siegeln."
- „Denn sie tun nicht, was sie wissen." Nein, das ist nicht richtig.
Man sagt: „Denn sie wissen nicht, was sie tun."
- „Das Fleisch ist geistig, doch der Wille ist schwach." Nein, das ist
nicht richtig.
Man sagt: „Der Geist ist willig, doch das Fleisch ist schwach."
- „Das ist das Übel aller Wurzeln." Nein, das ist nicht richtig.
Man sagt: „Das ist die Wurzel allen Übels."

Redensarten falsch herum: Erst hinten, dann vorne
- „Gott lenkt, aber der Mensch denkt." Moment mal!
Das sagt man doch andersrum: „Der Mensch denkt, Gott lenkt."
- „Selbst hineinfällt, wer andern eine Grube gräbt." Moment mal!
Das sagt man doch andersrum: „Wer andern eine Grube gräbt, fällt
selbst hinein."
- „Selig wird, wer's glaubt." Moment mal.
Das sagt man doch andersrum: „Wer's glaubt, wird selig."
- „Unter den Scheffel stellt er sein Licht." Moment mal.
Das sagt man doch andersrum: „Er stellt sein Licht unter den Schef-
fel."

Und nun noch einige Worte aus der Bibel, mit denen man auf die wichtigen geistlichen Themen kommen kann. Also Schuld, Vergebung und die Beziehung zwischen Gott und dem Menschen. Sie können auch mit wenigen persönlichen Worten erklären, was das für Sie bedeutet: „Jesus sagt: Ich bin das Licht der Welt. Darauf vertraue ich. Gott macht meinen Weg hell."

Zusagen aus der Bibel:
* Befiehl dem Herrn deine … Wege.
* Bittet und ihr werdet … empfangen.
* Wer von euch ohne Sünde ist, der werfe den ersten … Stein.
* Deine Sünden sind dir … vergeben.
* Jesus sagt: Kommt her zu mir alle, die ihr mühselig und … beladen seid.
* Alle eure Sorge werft auf den … Herrn.
* Danket dem Herrn, denn er ist … freundlich.
* Alles, was Odem hat, lobe den … Herrn.
* Die Letzten werden die … Ersten sein.
* Jesus sagt: Ich bin das Brot des … Lebens.
* Jesus sagt: Ich bin das Licht der … Welt.
* Jesus sagt: Ich bin der Weg, die Wahrheit und das … Leben.

Sie können auch andere Redensarten nehmen, die Ihr dementer Angehöriger kennt, und daraus eine Geschichte bauen. Das macht Spaß – auch wenn die Handlung zwischendrin mal holpert. Zum Beispiel:
Gestern war ich in der Stadt. Ich wollte in die Kirche. Ich hatte einen Stadtplan dabei. Aber der war mir ein *Buch mit sieben Siegeln*. Ich bin *von Pontius nach Pilatus* gelaufen. Dann habe ich jemanden gefragt: „Guten Morgen, wo geht es denn hier zur Kirche?" Er sagte: Die ist in einem ganz anderen Viertel. Das war für mich eine *Hiobsbotschaft*. Aber: *Kommt Zeit, kommt Rat*. Und dann kam auch schon ein Bus.

Nehmen Sie Redensarten und basteln daraus eine Geschichte.

Und ich konnte mitfahren bis zur Kirche. Da habe ich gedacht: *Besser ein Ende mit Schrecken als ein Schrecken ohne Ende.*

Versuchen Sie mal, mit einigen der folgenden Redensarten eine Geschichte zusammenzubasteln:

- Alles zu seiner … Zeit.
- Sie nimmt es sich zu … Herzen.
- Er erkennt die Zeichen der … Zeit.
- Es ist ein zweischneidiges … Schwert.
- Er frisst etwas in sich … hinein.
- Und ward nicht mehr ge- …sehen.
- Er verpasst ihr einen Denk- …zettel.
- Er ist unter die Räuber ge- …fallen.
- Er ist ein verlorener … Sohn.

Geschichten und Andachten vorlesen

Ein Schwerpunkt meiner Arbeit mit dementen Menschen besteht darin, ihnen Geschichten zu erzählen oder vorzulesen. Verschiedene Aspekte zu diesem Thema klingen an anderen Stellen in diesem Ratgeber bereits an. Hier möchte ich es noch einmal praktisch auf den Punkt bringen. Nachfolgend zwei Texte. Diesen werde ich einige praktische Tipps anfügen.

Erste Geschichte:
Die fleißige Gärtnerin

Karla liebt es, wenn sie draußen im Garten arbeiten kann. Sie gräbt um, hackt die Erde, pflanzt Radieschen und jätet Unkraut. Das ist ganz schön anstrengend. Aber Karla steht da, auf den Spaten gestützt, und lächelt: „Ach, ich liebe es, wenn ich im Herbst eigenes Gemüse essen kann." Und wirklich: Karla erntet jede Menge: Gurken, Rote Bete und Lauch, Tomaten, Erbsen und Zucchini.

Aber damit noch nicht genug. Karla hat auch viele Blumen im Gar-

ten: Tulpen, Margeriten, Rosen und Dahlien. Bei Karla gedeiht alles
prächtig. Wie sagt man so schön: Sie hat einen grünen … Daumen.
Aber – so viel Mühe Karla sich auch gibt: Der größte Gärtner ist Gott.
Er schenkt die Sonne, die es zum Wachstum braucht. Gott schenkt den
Regen. Karla kann nur den Samen in die Erde drücken. Und dann abwar-
ten, was passiert. Karla braucht Gottes Segen, damit aus ihren Pflanzen
etwas wird. Wie sagt man so schön: „An Gottes Segen ist alles … gelegen.“
Gott aber hat die ganze Welt aus dem Nichts geschaffen. Wenn wir
schon über einen schönen Garten staunen: Wie viel mehr können wir
über Gott staunen. Er ist – wie wir im Glaubensbekenntnis sagen – „der
Schöpfer des Himmels und der Erde“.

In einem Gebet heißt es über Gott: „Licht ist dein Kleid, das du an-
hast. Du breitest den Himmel aus wie einen Teppich.“ In der Bibel steht:
„Unser Gott ist im Himmel; er kann schaffen, was er will.“ Und wenn
Gott sich schon um jede einzelne Blume kümmert – wie viel mehr küm-
mert er sich dann um Karla und um jeden einzelnen Menschen. Jeder
Mensch ist für Gott sehr wertvoll. Auch du und ich!

Die Bibelstellen können Sie nachlesen in Psalm 104,2 und Psalm
115,3.

Diese Geschichte versucht, ein bekanntes Thema mit einem christlichen Anliegen zu verbinden: Viele Menschen mit Demenz haben früher
im Garten gearbeitet. Hier wird der Gedanke deutlich, dass wir ja nichts
selbst wachsen lassen können, sondern dass alles Wachstum in Gottes
Hand liegt.

Mit dieser Geschichte können Sie an das Glaubensbekenntnis an-
knüpfen, wo es heißt: „Ich glaube an Gott … den Schöpfer des Himmels
und der Erde.“ Vielleicht möchten Sie anschließend das Glaubensbekenntnis zusammen sprechen.

Auch auf Psalm 104 aus der Bibel – das klassische Erntedankgebet –
lässt sich diese Geschichte beziehen. Sie können einige Verse daraus vorlesen. Hier die ersten drei Verse:

„Lobe den Herrn, meine Seele! Herr, mein Gott, du bist sehr herrlich; du bist schön und prächtig geschmückt. Licht ist dein Kleid, das du anhast. Du breitest den Himmel aus wie einen Teppich; du baust deine Gemächer über den Wassern. Du fährst auf den Wolken wie auf einem Wagen und kommst daher auf den Fittichen des Windes …"

Wenn möglich, bringen Sie eine Kiste mit Obst oder Gemüse mit. Staunen Sie gemeinsam darüber, wie vielseitig und bunt die verschiedenen Früchte aussehen. Hören Sie auf das Geräusch, wenn Sie eine Karotte auseinanderbrechen. Riechen Sie an einem Apfel. Probieren Sie zusammen, wie Schnittlauch schmeckt. Tasten Sie gemeinsam an der rauen Schale einer Kartoffel.

> Bringen Sie eine Kiste mit Obst oder Gemüse mit. Staunen Sie gemeinsam darüber, wie bunt die verschiedenen Früchte aussehen. Riechen Sie an einem Apfel.

Eine schöne Beschäftigung im Zusammenhang mit dieser Geschichte kann auch sein, dass Sie zusammen aufzählen:

- Was wächst denn alles im Garten?
  Verschiedene Obstsorten wie Birnen, Zwetschgen und Kirschen.
- Welche Gemüsesorten gibt es?
  Gurken, Rote Bete und Erbsen.

Sie können auch Ratespiele daraus machen:

- Welcher Begriff passt *nicht* in diese Reihe? Was wächst *nicht* im Garten?
  Erdbeeren, Heidelbeeren, *Marmorkuchen*, Stachelbeeren.
- Welches Werkzeug benutzt man *nicht* im Garten?
  Gartenschere, *Taschenrechner*, Rechen, Hacke.
- Sie können auch gemeinsam Redensarten erraten, die zum Thema „Garten und Ernte" passen.

Zweite Geschichte:
Herr Franke und die Schranke
Herr Franke hat einen alten Beruf: Er ist Schrankenwärter.
Ein Schrankenwärter arbeitet bei der Bahn. Er sitzt am Bahnübergang in einem Häuschen. Dann muss er gut aufpassen: Wenn der Zug kommt, kurbelt Herr Franke vorher die Schranke herunter. Und danach dreht er sie wieder hoch.

Herr Franke sagt: „Ich drehe immer munter die Schranke rauf und runter."

Heute ist aber etwas passiert – da wäre es fast zu einem Unfall gekommen. Herr Franke sitzt am Bahngleis in seinem Wartehäuschen. Der Geruch nach Diesel und kalten Abgasen liegt in der Luft. Herr Franke weiß: Gleich kommt der Zug. Und wie immer sagt er: „Ich drehe immer munter die Schranke rauf und runter." Aber in diesem Moment kommt Frau Müller vorbei. Frau Müller ist Herrn Frankes Nachbarin. Sie sagt: „Guten Tag, Herr Franke, wissen Sie schon das Neueste?"

„Nein." Herr Franke weiß es noch nicht. „Was gibt's denn Neues?", will er wissen. Und schon reden sie und reden. Herr Franke vergisst dabei alles um sich herum. Auch dass er jetzt die Schranke herunterdrehen soll.

Plötzlich rattert es. Herr Franke zuckt zusammen: Der Zug kommt. Er schaut zum Bahnübergang: „O nein! Die Schranke ist ja noch oben!"

Auf der Straße kommt ein Auto angefahren. Ein VW-Käfer. Herr Franke springt, so schnell er kann, aus seinem Häuschen. Er rennt zu dem Bahnübergang und winkt mit beiden Armen. Er schreit: „Stopp! Anhalten!"

Das Auto bremst – gerade noch rechtzeitig. Die Reifen quietschen. Kurz vor dem Bahnübergang kommt der Wagen zum Stehen.

„Gott sei Dank", sagt Herr Franke. „Gott sei Dank."

So vieles kann in unserem Alltag passieren, was wir nicht im Griff haben. Ein Unfall. Ein Sturz. Ein Streit. Wir können Gott so oft danken, wenn alles gut gegangen ist. Das ist gar nicht selbstverständlich.

Menschen mit Demenz bewegen sich in Gedanken oft in der Vergangenheit und haben das Gefühl, dass sie einen Haushalt oder ihren Beruf bewältigen müssen.

In dieser Geschichte habe ich versucht, altbekannte Themen wie „Berufsleben", „Arbeit", „Reisen" und „Bahnfahren" mit dem Thema „Dankbarkeit" zusammenzubringen. Hier zeigt sich auch, dass Geschichten für demente Zuhörer nicht immer in der Welt alter Menschen spielen müssen. Man braucht nicht überall eine Zahnprothese und einen Rollator einzubauen, damit sich der Zuhörer darin wiederfindet. Denn Menschen mit Demenz bewegen sich in Gedanken oft in der Vergangenheit und haben das Gefühl, dass sie einen Haushalt oder ihren Beruf bewältigen müssen.

Viele Verse in der Bibel rufen zur Dankbarkeit auf. Zum Beispiel Psalm 106,1: „Halleluja! Danket dem Herrn, denn er ist freundlich, und seine Güte währet ewiglich." Sie können die Geschichte auf solch einen Vers beziehen oder auch einen Abschnitt aus der Bibel dazu vorlesen.

Vielleicht haben Sie selbst einmal eine ähnliche Situation wie Herr Franke in dieser Geschichte erlebt. Eine Situation, in der Sie vor Schlimmerem bewahrt wurden. Oder kennen Sie ein solches Ereignis aus dem Leben Ihres Angehörigen? Dann kommen Sie darauf zu sprechen.

Auch ein Dankgebet in eigenen Worten würde gut zu dieser Geschichte passen: „Danke, Gott, dass du bei mir bist. Gestern bin ich gestürzt. Aber du hast deine Hand über mir gehalten. Nichts ist passiert. Dafür danke ich dir."

Oder: „Danke, Gott, dass du liebe Menschen um mich gestellt hast, die sich um mich kümmern. Mein Ehepartner. Die Schwester vom Pflegedienst. Und auch meine Nachbarin schaut hin und wieder vorbei. Das ist alles nicht selbstverständlich. Vielen Dank."

Sie können auch eine Strophe von einem Danklied singen oder vorlesen, etwa: „Danke für diesen guten Morgen." Oder: „Nun danket alle Gott."

Die Eisenbahn ist ein wunderbares Thema für Geschichten. Früher war dort vieles anders als heute. Es gab noch Dampfloks. Ein Heizer schaufelte Kohlen im Maschinenraum. Wollte man jemanden innerhalb des Bahnhofs am Bahnsteig abholen, musste man dafür eine Bahnsteigkarte lösen. Regen Sie Gespräche dazu an. Hat die Lok geraucht und gepfiffen?

Weitere Geschichten und Andachten, Redensarten und Rätsel, Gymnastikgeschichten und praktische Tipps finden Sie in meinen E-Books „Frau Krause macht Pause" und „Frau Janzen geht tanzen".

Spiele für Menschen mit Demenz

Ich liste Ihnen nachfolgend einige Spieleideen für Menschen mit Demenz auf. Sie eignen sich gut für zwischendurch und können die Stimmung heben. Spiele schaffen oftmals Leichtigkeit und das Gefühl, etwas gemeinsam gemacht zu haben. Vor allem sind sie natürlich für Leute geeignet, die gerne spielen – oder bereit sind, sich auf etwas Neues einzulassen. Wenn Ihr Gegenüber keine Lust darauf hat, versuchen Sie lieber eine andere Aktivierungsidee.

Würfel-Gymnastik

Bringen Sie einen normalen Spielewürfel mit, der die Zahlen 1 bis 6 enthält, und ein Blatt, auf dem für jede Zahl eine Übung steht, die gemacht wird. Es gibt auch größere Einsteckwürfel zu kaufen, bei dem sie auf jeder Seite eine Übung direkt einstecken können.

Sechs Übungen könnten sein: (1) Arme hochstrecken. (2) Arme verschränken. (3) Trinken. (4) Gerade hinsetzen. (5) Tief ein- und ausatmen. (6) Mit den Füßen wippen.

Fliegenklatschen-Tennis

Hier benötigen Sie für jeden Teilnehmer eine Fliegenklatsche und einen Luftballon. Sie können das Spiel im Sitzen spielen. Bei mehreren Teilnehmern sitzen Sie im Kreis. Bei zwei Teilnehmern sitzen sie sich gegenüber. Nun bekommt jeder Teilnehmer eine Fliegenklatsche. Gegenseitig spielt man sich den Luftballon zu – und versucht, ihn die ganze Zeit in der Luft zu halten.

Rechnen mit dem Würfel

Diese Übung können Sie nur mit einem Würfel durchführen. Wenn es hilft, können Sie die Zwischenergebnisse auch auf einem Blatt notieren.

Beginnen Sie bei null. Reihum (bei drei oder mehr Personen) oder abwechselnd (bei zwei Personen) wird gewürfelt. Wer gewürfelt hat, zählt die Augen, die er gewürfelt hat, zur vorherigen Zahl dazu. Gewürfelt wird so lange, bis eine Unterbrechung kommt, man keine Lust mehr hat oder man eine vorher festgelegte Zahl (z. B. 100) erreicht hat.

Schwierigere Version: Beginnen Sie mit der Zahl 20. Immer wenn jemand eine 6 würfelt, wird diese abgezogen statt addiert.

Würfeln und Wörter

Würfeln Sie abwechselnd bzw. reihum. Je nach Anzahl der Augen nennt derjenige, der dann gewürfelt hat, so viele Dinge, wie er Augen gewürfelt hat – von dem, was man vorher festgelegt hat. Also zum Beispiel: zwei Städte; fünf Pflanzen; drei Gründe, um dankbar zu sein; sechs Vornamen von Frauen.

Wenn das zu schwer ist, können zu den Städten auch Dörfer genannt werden, zu den Pflanzen auch Bäume – und zusätzlich zu den Frauennamen auch Männernamen.

Wenn Sie eine schwerere Übung möchten, zählen Sie Dinge auf, die mit einem bestimmten Buchstaben beginnen, zum Beispiel A. Dafür ist es hilfreich, wenn Sie Karten mitbringen, auf denen die Buchstaben stehen.

A-B-C-Übung

Gehen Sie gemeinsam das Alphabet durch von A bis Z. Buchstaben-
karten können dabei eine Hilfe sein. Dann sammeln Sie gemeinsam
von A bis Z: Dörfer; Länder; Tiere; Käsesorten; alles, was man streichen
kann; alles, was gehen oder laufen kann; alles, was spitz ist …

Für eine leichtere Version suchen Sie zusammen nur Wörter von A bis
Z, ohne vorher ein bestimmtes Thema festzulegen.

Teil 4

Gute Nachricht für Menschen mit Demenz

Das Evangelium ist die gute Nachricht, die in der Bibel steht: „Gott wurde Mensch, indem Gottes Sohn, Jesus Christus, auf die Welt kam. Jesus starb für unsere Schuld. Versöhnung mit Gott ist möglich – weil Gott den ersten Schritt getan hat. Gott freut sich, wenn Menschen mit ihm in Beziehung treten wollen." Ich darf in Gottes ausgestreckte Hand einschlagen. Wie kann man Menschen mit Demenz diese gute Nachricht nahebringen?

Zunächst gehe ich auf die Frage ein, ob es überhaupt sinnvoll ist, dementen Menschen etwas weiterzugeben. Anschließend soll es um die Chancen gehen, die sich bieten, wenn man mehrere Sinne einbezieht. Schließlich gebe ich Tipps, wie man mit dementen Menschen beten und ihnen biblische Geschichten erzählen kann.

Kann man dementen Menschen noch etwas weitergeben?

Ich werde immer wieder gefragt: Hat es überhaupt Sinn, dementen Menschen etwas weiterzugeben? Verstehen sie noch etwas?

Da muss ich an einen Pastor denken. Er erzählte mir: „Jetzt bin ich seit 30 Jahren in dieser Gemeinde. Ich habe so viele Predigten gehalten. Aber manchmal frage ich mich, was davon tatsächlich angekommen ist." Wenn das schon in einer normalen Gemeinde unklar ist, wie viel mehr Geduld ist dann bei Menschen mit Demenz nötig! Sehen es schon Pastoren ihren gesunden Gemeindegliedern nicht an, was bei ihnen „ankommt" – warum will man dann eigentlich bei Menschen mit Demenz Ergebnisse sehen?

Ich habe immer wieder erlebt, dass bei dementen Menschen mehr ankam, als ich erwartet hatte. So habe ich einmal ein Kreuz mitten in den Stuhlkreis einer Kleingruppe gelegt. Ich wollte erklären, dass Jesus für unsere Schuld gestorben ist. Darauf sagte Lisa mit einer fortgeschrittenen Demenz: „Denn der Weg zu Gott geht über Jesus."

Ich war baff. Das hätte ich von Lisa nicht erwartet … nicht in dieser Phase der Demenz. Besser hätte man es nicht sagen können.

Eine andere Kleingruppe lief ziemlich turbulent ab. Hermann boxte nach Elfriede. Marlene stimmte Trinklieder an, die nicht unbedingt zu biblischen Geschichten passten. Trotzdem kamen wir immer wieder kurz auf die christlichen Aspekte zurück. Am Ende des Treffens schob ich Wilma im Rollstuhl an ihren Tisch zurück. Wilma hatte die ganze Zeit über teilnahmslos dabeigesessen. Doch plötzlich sagte sie: „Ach, der liebe Gott."

Ich wünsche mir, dass bei ihr etwas angekommen ist, das ich nicht ermessen kann. Demente Menschen haben ganz andere „Antennen", als wir vermuten. Der christliche Glaube spricht mehr an als nur das Gehirn.

Außerdem glaube ich, dass Seelsorge und Begleitung nicht unbedingt daraus bestehen, dass einer gibt und der andere empfängt. Nach Besuchen im Pflegeheim merke ich oft, dass ich selbst der Beschenkte bin. Demente Menschen bringen mir bei, vom Minimum her zu denken. Sie lehren mich, mit kleinen Schritten zufrieden zu sein und auf dem Boden zu bleiben. Ich freue mich schon drüber, wenn die demente Ingeborg zufrieden gelächelt hat.

> Demente Menschen haben andere „Antennen", als wir vermuten.

Neulich war ich mit dem Fahrrad unterwegs. Da überraschte mich ein Starkregen. Von jetzt auf gleich war meine gesamte Kleidung durchnässt. Zuerst habe ich mich geärgert, dass ich bei diesem Wetter überhaupt hinausgegangen bin. Aber dann dachte ich: Eigentlich ist auch das ein Geschenk, wenn ich die Natur so nah an mir spüren kann. Ein bettlägeriger dementer Mensch hat die Chance, den Regen zu spüren, nur dann, wenn ihm jemand dazu verhilft.

So erfahre ich immer wieder: Demente Menschen schenken mir – auch in ganz unerwarteten Situationen – einen neuen Blick auf mein eigenes Leben.

Alle Sinne nutzen

Wenn wir einen Gottesdienst besuchen, wird vor allem unser Gehör angesprochen: Der Pastor hält eine Predigt. Das ist das Zentrum des Gottesdienstes. Teilweise wird auch der Sehsinn gefordert, etwa bei Ritualen: Der Pastor breitet die Arme zum Segen aus; er macht ein Kreuzzeichen. Der Altar mit Bibel und Kerzen darauf spricht unseren Sehsinn an. Und wir sehen die Liedtexte im Gesangbuch oder auf der Leinwand. Der Geschmackssinn wird beim Abendmahl angeregt. Viel mehr von unseren Sinnen werden – jedenfalls auf evangelischer Seite – nicht angesprochen.

In der katholischen Kirche wird darüber hinaus auch der Geruchssinn stimuliert. In der Messe wird Weihrauch verbrannt, sodass sich der herbe Geruch im ganzen Kirchenschiff ausbreitet. Er ist ein Symbol für das Gebet und die Verehrung Gottes. Ich gehe gerne am Aschermittwoch in einen katholischen Gottesdienst, wo der Priester ein Kreuz aus Asche auf meinen Kopf streut. Noch Stunden später habe ich den Aschegeruch in der Nase.

Neben den vier Sinnen Hören, Sehen, Schmecken und Riechen gibt es noch einen fünften Sinn – den *Tastsinn*. Wie wird dieser im Gottesdienst angeregt? Zum Beispiel beim Abendmahl und der Taufe. Oder wenn jemand beim Kreuzzeichen die Stirn berührt. Wenn Sie sich zum Segnen gegenseitig die Hände auflegen oder wenn sich das Brautpaar die Ringe ansteckt. Oder wenn sich die Gottesdienstteilnehmer als Zeichen des Friedens die Hand geben. Und beim Singen und Musizieren – durch Takt und Rhythmus.

Die Sinne, die vor allem unter die Haut gehen und Erinnerungen eingraben, sind Schmecken, Riechen und Tasten. Am engsten mit den Erinnerungen ist der Geruchssinn verknüpft. Dazu kann ich ein persönliches Beispiel erzählen. Als ich ein Kind war, hat mein Vater in meinem Elternhaus den Keller ausgehoben. Wir standen zusammen in dieser Grube. Danach wurde das Loch mit Balken abgedeckt und mein Vater nagelte Holzbretter drauf. Über dreißig Jahre später mussten wir die Holzkonstruktion erneuern. Mein Vater war zu diesem Zeitpunkt schon längst verstorben. Als die Bretter entfernt waren, stand ich wieder in diesem Loch, wo ich als Kind vor mehr als dreißig Jahren gestanden hatte. Es roch nach Lehm und Staub. Als ich diesen wohl einzigartigen Geruchmix in der Nase hatte, liefen vor meinem inneren Auge ganze Szenen ab. Szenen, an die ich lange nicht mehr gedacht hatte. Sätze, die mir mein Vater damals vor über dreißig Jahren in dieser Grube gesagt haben musste, waren plötzlich wieder da. Und zwar so deutlich, wie wenn er jetzt neben mir stehen würde. Allein der Geruch von Lehm und Staub hatte sie mir ins Gedächtnis gerufen. Das Merkwürdige: Als die Grube wieder geschlossen war, waren die Sätze auch wieder vergessen.

Gerüche können Erinnerungen auslösen. Was bei mir nach dreißig Jahren funktioniert hat, ist bei dementen Menschen genauso abgespeichert. Sie erinnern sich an ihre früheste Kindheit vor siebzig, achtzig oder neunzig Jahren. Die Alzheimer Gesellschaft Baden-Württemberg empfiehlt, genau darauf zu achten, wie Menschen auf einen Duft reagieren. Wenn Menschen einen Duft angenehm empfinden, fühlen sie sich wohler. Folgende Düfte können Sie ausprobieren:

Die Sinne, die vor allem unter die Haut gehen und Erinnerungen eingraben, sind Schmecken, Riechen und Tasten.

- Pfefferminz- und Rosmarinöl wirken anregend.
- Bergamotte- und Lavendelöl wirken entspannend.
- Fichtenduft könnte Menschen ansprechen, die gerne gewandert sind.

- Zitronen- und Lavendelduft könnte Menschen gefallen, die in Landschaften gereist sind, in denen diese Pflanzen wachsen.
- Zimtduft erinnert an Weihnachten. Auch während des Jahres kann man diesen Geruch einmal einsetzen.

Aber auch der Geschmacks- und Tastsinn prägt sich tief in unser Gedächtnis ein. So ist das bei mir beispielsweise, wenn ich Weißwurst mit süßem Senf und Brezeln esse. Dann denke ich immer an Hannelore und Diethelm. Während meiner Studienzeit waren die beiden „Ersatzeltern" für mich. Weil sie aus Bayern stammten, stand bei ihnen häufig dieses Traditionsessen auf dem Tisch.

Wenn wir neben den Augen und Ohren noch weitere „Eingangskanäle" nutzen, rundet dies die Wahrnehmung ab. Die Chance, dass etwas wirklich ankommt, wird dadurch größer. Warum nicht in der Adventszeit an Zimt riechen? Lassen Sie an Karfreitag Ihr Gegenüber ein Kreuz ertasten. Oder wenn Sie die Worte aus Johannes 15 vorlesen, können Sie zusammen Weintrauben essen. In diesem Kapitel des Johannesevangeliums sagt Jesus nämlich: „Ich bin der wahre Weinstock."

Mathilde erzählte mir einmal, wie arm sie als Kind gewesen ist. In ihrer Familie konnten sie sich zu Weihnachten kaum etwas schenken. Dennoch hat es der Vater geschafft und ein paar Pfefferminzbonbons aufgetrieben. Das war das einzige Geschenk an diesem Weihnachtsfest: Jedes Kind bekam ein Pfefferminzbonbon. Mathilde wird heute noch ganz andächtig, wenn sie ein Pfefferminzbonbon aus dem Papier wickelt. Und wenn sie es lutscht, sieht man ihr förmlich an, wie sie sich in frühere Zeiten hineinversetzt.

Freilich sind die Sinne im Alter oft eingeschränkt. Der alte Mensch sieht und hört nicht mehr so gut und ist dadurch auf Brille und Hörgerät angewiesen. Ebenso können der Geruchs- und Geschmackssinn fehlen oder beeinträchtigt sein. Auch das Fühlen ist unter Umständen durch Verletzungen oder andere Einschränkungen erschwert. Finden Sie heraus, was Ihr Gegenüber gut oder weniger gut kann – und nutzen Sie die bevorzugten Sinnesorgane. Ist Ihr Gesprächspartner blind oder stark sehbehindert, freut er sich bestimmt sehr, wenn Sie ihm Musik vorspielen. Ist der Geruchssinn ausgefallen, geben Sie ihm Gegenstände in die Hand, an denen er tasten kann.

Auch eine gewisse Abwechslung der Sinne ist notwendig, um nicht abzustumpfen. Wer mehrere Stunden Musik hört, an dem rieselt sie vermutlich nur noch vorbei. Wer zwei oder drei Gerüche nacheinander riecht, dem reicht das. Daher sollte man nicht dauernd denselben Wahrnehmungskanal nutzen.

Einschränkungen der Sinnesorgane können verschiedene Auswirkungen haben. Sogar Charaktereigenschaften werden dadurch beeinflusst. Wer zum Beispiel schlecht hört, wird leicht misstrauisch. Als Krankenpflegeschüler habe ich das im Selbsttest erlebt. Wir Auszubildenden mussten uns die Ohren zuhalten, während die Lehrer vor der Klasse standen und sprachen. Da sie ihre Arme benutzten, bald hierhin und bald dorthin zeigten, wirkte das auf uns, wie wenn sie über uns reden würden. Bedrohlich. Beklemmend. Wir kamen uns vorgeführt vor. Danach führten unsere Lehrer den gleichen Dialog noch einmal und wir durften zuhören. Das Ergebnis: Unsere Lehrer hatten sich die ganze Zeit nur über die Möbel im Klassenzimmer unterhalten. So kann die Wahrnehmung getäuscht werden, wenn ein Sinn fehlt.

Kein Wunder, wenn schwerhörige Menschen misstrauisch oder ängstlich gegenüber ihrer Umwelt werden. Solche Einschränkungen können durch Hilfsmittel ausgeglichen oder deutlich verbessert werden: Ein gut angepasstes Hörgerät wirkt häufig Wunder. Eine Brille ermöglicht ganz neue Blicke. Für Menschen mit Demenz kann es allerdings schwierig sein, ein neues Hilfsmittel zu tolerieren. Hier ist Geduld gefordert.

Wer schlecht hört, wird leicht misstrauisch.

Auch in der Bibel kommen alle Sinne vor: Das Herz folgt den Augen des Menschen (Hiob 31,7). Durch das Hören bekommt der Mensch Zugang zu einer Beziehung zu Gott (Römer 10,14). Jesus riecht das duftende Öl, mit dem er gesalbt wurde (Markus 14,3). Jesus setzt das Abendmahl als sichtbares Zeichen zum Schmecken ein (Markus 14,22). Nach seiner Auferstehung fordert Jesus seine Jünger auf, ihn zu betasten (Lukas 24,39).

Mit dementen Menschen beten

Beten ist Reden mit Gott. Es ist so, wie wenn ein Kind mit seinem Vater redet. Der Beter vertraut sich Gott an. Er sagt ihm, wofür er dankbar ist und was ihn belastet.

Freies Gebet

Sie können in einem frei formulierten Gebet mit diesem Vater reden. Zum Beispiel so: „Vater im Himmel. Danke für die Sonne. Danke für die Wärme. Danke für die lieben Menschen um mich herum. Danke, dass du mich lieb hast. Ich bringe dir alles, was mir schwerfällt: meine Vergesslichkeit. Dass ich traurig bin. Dass ich mich alleine fühle. Danke, dass du darum weißt.“

Frei beten bedeutet: mit Gott reden, wie einem der Schnabel gewachsen ist. Auch viele Gebete in der Bibel, die wir heute als fertig ausformulierte Gebete kennen, wurden ursprünglich nicht als starre Formeln benutzt. Zum Beispiel das Vaterunser. Das kann man daran erkennen, dass es in den Evangelien verschiedene Versionen des Gebets gibt. Matthäus hat das Vaterunser in einem anderen Wortlaut aufgeschrieben als Lukas. Bei Lukas fehlt sogar die Bitte „Dein Wille geschehe“. Daraus können wir schließen: Die Worte wurden schon damals flexibel angepasst. Ein Gebet darf also je nach Situation frei formuliert werden.

Solche freien Gebete sind vor allem in einer frühen Phase der Demenz hilfreich. Je nach Aufnahmefähigkeit des dementen Menschen können Sie auch die Länge des Gebets anpassen.

Ich habe einmal in einer Kleingruppe gebetet: „Gott, ich danke dir für …" Dann ließ ich einen Teilnehmer nach dem anderen zu Wort kommen. Sogar Menschen, bei denen ich es aufgrund ihrer Demenzphase nicht vermutet hätte, beteiligten sich am Gebet. Es ergab nach meiner Wahrnehmung zwar nicht alles einen Sinn – aber dennoch: Das Gefühl der Dankbarkeit schien bei ihnen anzukommen.

Frei beten bedeutet: mit Gott reden, wie einem der Schnabel gewachsen ist.

Gebete aus der Bibel

Je weiter die Demenz fortschreitet, umso mehr hilft es, auf altbekannte Gebete zurückzugreifen. In der Bibel finden sich zahlreiche Verse, die sich dafür eignen. Testen Sie eine Bibelübersetzung, in der zentrale Abschnitte fett gedruckt sind. In der Bibel gibt es ein ganzes Buch mit Gebeten: die Psalmen. Suchen Sie dort die hervorgehobenen Verse, und lesen Sie diese vor, wenn sie Ihnen geeignet erscheinen. Achten Sie darauf, auf welche Gebete Ihr Angehöriger positiv reagiert. Damit Sie diese schnell wiederfinden, können Sie die Stellen mit einem bunten Stift markieren.

Bekannte Gebete sind zum Beispiel:

Psalm 23,1: „Der Herr ist mein Hirte."

Psalm 36,6a: „Herr, deine Güte reicht, so weit der Himmel ist."

Psalm 130,2a: „Herr, höre meine Stimme."

Das bekannteste Gebet der Bibel ist das Vaterunser. Es steht im Matthäusevangelium, Kapitel 6, Verse 9 bis 13: „Vater unser im Himmel. Geheiligt werde dein Name …"

Lieder aus Kirchengesangbüchern

Auch viele Kirchenlieder sind so etwas wie Gebete. Eine Fundgrube sind dafür das katholische Gotteslob und das Evangelische Gesangbuch. Allerdings können je nach Region einzelne Lieder mehr oder weniger vertraut sein.

Sehr bekannte Lieder sind zum Beispiel:

„Großer Gott, wir loben dich."

„Nun danket alle Gott."

„Lobe den Herren."

„Befiehl du deine Wege."

„Danke für diesen guten Morgen."

Sie können diese Lieder vorlesen, aber Sie können sie auch gemeinsam singen. Dazu müssen Sie übrigens kein besonders guter Sänger sein. Ich selbst kann keinen Ton richtig halten, aber Menschen mit Demenz sehen und hören viel tiefer. Sie spüren vor allem, ob man es ehrlich mit ihnen meint, sich Zeit für sie nimmt und für sie da ist.

Menschen mit Demenz spüren, ob man es ehrlich mit ihnen meint.

Menschen mit Demenz sind ein gutes Umfeld, um sich mal zu überwinden und gemeinsam zu singen. Sogar die Pflegekräfte in unserem Pflegeheim haben sich inzwischen an meinen schrägen Gesang gewöhnt ...

Ein Grundstock immer wiederkehrender Lieder in Gemeinden und Kirchen hilft, dass sich die Lieder in uns hineinsenken. Können Lieder von einem Blatt oder sogar aus dem Liederbuch abgelesen werden, dringen sie noch tiefer in den Sänger ein. Liedtexte von der Leinwand sind für eine andere Zielgruppe praktisch, werden aber schneller wieder vergessen. Der emeritierte Theologieprofessor Dr. Christian Möller aus Heidelberg spricht bei Liedern vom Beamer sogar von „Wegwerfliedern". Altbekannte Texte und Melodien hingegen tragen zu einer geistlichen „Ritualisierung" bei. Auch demente Menschen können solche Lieder noch lange mitsingen oder mitsprechen.

Liturgische Grundgebete

Verschiedene Gebete tauchen in Liturgien in Gottesdiensten auf. Oft kommen sie aus der Bibel. Manchmal setzen sie sich aus verschiedenen Sätzen der Bibel zusammen. Zwei Beispiele für Grundgebete, die Gottes Dreieinigkeit betonen:

„Im Namen des Vaters und des Sohnes und des Heiligen Geistes. Amen."

„Ehre sei dem Vater und dem Sohn und dem Heiligen Geist, wie im Anfang, so auch jetzt und alle Zeit und in Ewigkeit. Amen." Dies können Sie beten, bevor oder nachdem Sie etwas vorgelesen haben. Sie können dabei auch ein Kreuzzeichen auf die Stirn ihres Zuhörers machen. Oder Sie nehmen seine Hand und führen diese, sodass er mit der eigenen Hand ein Kreuzzeichen macht.

Sie können ein Kreuzzeichen auf die Stirn ihres Zuhörers machen.

Fürbitten

Geeignet sind auch Fürbittengebete. Alte Menschen äußern immer wieder das Gefühl, dass sie „nichts mehr tun" können. Gelegentlich schließen sie daraus, dass sie „zu nichts mehr nütze" sind. Beten Sie mit ihnen Fürbittengebete. Dadurch vermitteln Sie ihnen: „Du kannst noch etwas ganz Wichtiges tun. Du kannst beten. Für andere."

Je nach Phase der Demenz können Sie Fürbittengebete unterschiedlich gestalten: Während einer beginnenden Demenz können Sie die Bitten frei formulieren. Je weiter die Demenz fortschreitet, umso hilfreicher ist es, wenn Sie auf altbekannte liturgische Formen zurückgreifen. Sie können dann die Gebete ausformulieren und vorlesen. Und gemeinsam sprechen Sie nach jeder Bitte: „Herr, erbarme dich." Oder: „Christus, erbarme dich." Auch hier finden Sie viele Anregungen in den kirchlichen Gesangsbüchern.

Bei fortgeschrittener Demenz hilft es, wenn Sie auf liturgische Formen zurückgreifen.

Gebete aus Kindertagen

Erinnern Sie sich noch daran, womit ich eine Demenz verglichen habe? Mit einem Stapel von Scheinen im Wind. Auch die Gebete liegen auf diesem Stapel. Je weiter unten etwas liegt, umso präsenter ist es. An Gebete aus Kindertagen erinnern sich demente Menschen oft besser an später erlernte.

An Gebete aus Kindertagen erinnern sich demente Menschen oft besser als an später erlernte.

Ein Tischgebet, das viele noch kennen, lautet:
„Vater, segne diese Speise,
uns zur Kraft und dir zum Preise."

Ein Abendgebet:
„Müde bin ich, geh zur Ruh,
schließe meine Augen zu.
Vater, lass die Augen dein
über meinem Bette sein." (Luise Hensel)

Gebete für verschiedene Situationen

Das Leben ist vielseitig – auch im Alter und während einer Demenz. Für alle Situationen des Lebens gibt es Gebete: Freude, Jubel, Glück, Sieg, Einsamkeit, Angst, Trauer, Enttäuschung, Klage oder Not. Sie finden solche Gebete in der Bibel, vor allem in den Psalmen. Aber auch in Kirchengesangbüchern können Sie viele ausformulierte Gebete finden.

Nachfolgend drei Gebete aus einem katholischen „Gotteslob" für verschiedene Lebenssituationen. Ich habe den Satzbau den Bedürfnissen dementer Menschen angepasst.

Im Alleinsein

„Mein Herr und Gott. Es hat sich für mich so ergeben: Ich lebe allein. Manchmal freue ich mich über meine Freiheit. Oft bedrückt mich das Alleinsein auch. Ich frage mich dann, was mein Leben soll. Bitte lass mich spüren: Du hast mich an einen Platz gestellt. Dort willst du mich haben. So, wie ich bin. Mit meinen Gaben und Fähigkeiten. Auch wenn ich schwach bin. Auch wenn ich nicht alles kann. Aber ich bin einmalig. Du hast mich so und nicht anders gewollt. Mein Leben kann auch dann erfüllt sein, wenn ich allein bin. Ich will es annehmen und bejahen. Dazu hilf mir. Danke."

In Krankheit

„Herr, wenn du willst, kannst du mich gesund machen. So rufe ich in meiner Krankheit zu dir. Du hast die Kranken geheilt. Du hast unsere Krankheiten auf dich genommen. Du hast unsere Schmerzen getragen. Durch deine Wunden sind wir geheilt. Ich bitte dich nicht, mich sofort zu heilen. Ich bitte dich nur: Gib mir die Kraft, mein Kreuz mit dir zu tragen. Lass mich dein Gebet mitsprechen: Vater, nicht mein, sondern dein Wille geschehe. Gib mir Anteil an deiner Geduld. Wecke in mir die Hoffnung auf deine Güte und Macht. Ich vertraue auf deine Liebe. Lass mich mit dir gehen. Lass mich durch Kreuz und Leid zur Osterfreude und zur Herrlichkeit der Auferstehung kommen."

Im Alter

„Herr, ich bin alt, schwach und krank. Ich kann nichts mehr tun. Aber du lässt mich leben. Darum will ich für dich da sein. Andere Menschen helfen mir. Sie sind für mich da. Hilf mir, dass ich ihren Beistand willig und dankbar annehme. Gib du deinen Segen allen, die mir Gutes tun."

Gereimte Gebete

Menschen mit Demenz blühen oft auf, wenn Sie mit Ihnen Gebete sprechen, die einen Rhythmus haben. Wenn sich die Zeilen am Ende reimen, raten die Zuhörer manchmal auch gern die letzten Wörter mit. So haben sie kleine Erfolgserlebnisse. Ein Gedicht, das sich reimt, lautet zum Beispiel:

„Lieber Gott,
du schickst Sonne und den Regen.
Alles wächst dank deinem … Segen.
Du gibst allen was zu essen.
Auch kein Tierlein ist ver- … gessen.
Gib uns täglich unser Brot.
Hilf den Armen in der … Not."

Ein Gebet mit einem schönen Rhythmus von Johann Christoph Blum-
hardt lautet:
„In die Welt bist du gekommen,
Jesus, als ein Licht der Welt.
Wer ins Herz dich aufgenommen,
sich im Glauben an dich hält,
für den gilt, dass du gewiss
Licht bringst in die Finsternis."

Biblische Geschichten erzählen

Neulich bekam ich ein Gespräch zwischen zwei Geschäftsleuten mit.
Sie stellten fest, dass sie gerne den gleichen Radiosender hörten. „Allerdings", meinte der eine, „schalte ich um 6.35 Uhr immer für ein paar
Minuten aus." Der andere lächelte: „Ich auch." Warum war das so? Um
6.35 Uhr kommt auf diesem Sender die Andacht.

Die beiden erklärten sich gegenseitig, warum sie ausschalteten: „In der
Andacht wird von oben herab gesprochen." – „Die Ansprache kommt so
dogmatisch rüber." – „Die Predigt klingt so moralisch."

Ja, Belehrungen „von oben herab" empfinden die meisten Menschen
als unangenehm. Wenn wir Geschichten erzählen, ist das dagegen eine
wunderbare Möglichkeit, nicht dogmatisch oder fordernd zu klingen.
Das empfinden ja auch Menschen ohne Demenz so. Eine Geschichte
hat nämlich erst einmal nichts mit dem Zuhörer zu tun. Dieser entscheidet anschließend selbst, ob er eine Brücke zwischen der Geschichte und
sich herstellen will.

Geschichten sind anschaulich, bildhaft und lebendig. Sie bleiben eher
im Gedächtnis haften als ein theoretischer Merksatz.

Bei Menschen mit Demenz „funktionieren" Geschichten meistens
sehr gut, unabhängig davon, ob Sie diese frei erzählen oder vorlesen.
Denn in der Entwicklung eines Kindes kommen Geschichten schon

früh vor. (Sie liegen also ziemlich weit unten im Stapel.) Daher bleibt die Fähigkeit, einer Geschichte zuzuhören, relativ lange erhalten.

Sogar schlecht erzählte Geschichten können beruhigen, denn sie vermitteln dem Betroffenen: „Ich bin ganz für dich da. Du bist mir wichtig." Aber natürlich ist es besser, wenn Sie eine Geschichte gut und packend weitergeben. Hierzu einige Ratschläge.

Geschichten bleiben eher im Gedächtnis haften als ein theoretischer Merksatz.

Kurze Wiederholung: Tipps zum Geschichtenerzählen

Grundsätzlich gelten die gleichen Ratschläge, die ich ab Seite 42 bereits ausgeführt habe. Hier wiederhole ich einige zentrale Punkte:

• Nehmen Sie sich Zeit.
• Halten Sie Blickkontakt.
• Sprechen Sie deutlich.
• Drücken Sie sich einfach, klar und kurz aus.
• Setzen Sie schriftliche Reize ein.
• Verwenden Sie zentrale Begriffe.

Beispiel: Die Heilung des Gelähmten

Die Bibel ist eine wahre Fundgrube voller Geschichten. Wir finden dort Erzählungen mitten aus dem Leben, Geschichten vom Scheitern und Aufstehen, von Siegen und Niederlagen. Es geht um Menschen wie du und ich – und es geht um Gott und die Welt.

Ein großer Teil der Bibel ist in erzählender Form geschrieben. So wird die Geschichte von Jesus in den vier Evangelien von Matthäus, Markus, Lukas und Johannes erzählt. Es empfiehlt sich, einzelne Geschichten langsam vorzulesen und zentrale Sätze zu wiederholen.

Als geeignete Bibelübersetzung empfehle ich die Luther- oder die Einheitsübersetzung. Gelegentlich wird die alte Lutherübersetzung von 1912 fürs Pflegeheim empfohlen. Ich verwende jedoch meistens den aktuellsten Luthertext.

Die Aufnahmefähigkeit der dementen Menschen und der vorgetragene Text müssen zueinander passen. Es hilft manchmal schon, wenn Sie an den richtigen Stellen Pausen einlegen oder einen langen Satz in zwei kürzere zerlegen. Die Sätze sollten nicht zu verschachtelt sein. Ideal sind einfache Hauptsätze. Als Beispiel hier eine Geschichte von Jesus, wie sie in der Bibel steht (Markus 2,1-12):

Und nach einigen Tagen ging er wieder nach Kapernaum; und es wurde bekannt, dass er im Hause war. Und es versammelten sich viele, sodass sie nicht Raum hatten, auch nicht draußen vor der Tür; und er sagte ihnen das Wort.

Und es kamen einige zu ihm, die brachten einen Gelähmten, von vieren getragen. Und da sie ihn nicht zu ihm bringen konnten wegen der Menge, deckten sie das Dach auf, wo er war, machten ein Loch und ließen das Bett herunter, auf dem der Gelähmte lag.

Als nun Jesus ihren Glauben sah, sprach er zu dem Gelähmten: Mein Sohn, deine Sünden sind dir vergeben.

Es saßen da aber einige Schriftgelehrte und dachten in ihren Herzen: Wie redet der so? Er lästert Gott! Wer kann Sünden vergeben als Gott allein?

Und Jesus erkannte sogleich in seinem Geist, dass sie so bei sich selbst dachten, und sprach zu ihnen: Was denkt ihr solches in euren Herzen? Was ist leichter, zu dem Gelähmten zu sagen: Dir sind deine Sünden vergeben, oder zu sagen: Steh auf, nimm dein Bett und geh umher? Damit ihr aber wisst, dass der Menschensohn Vollmacht hat, Sünden zu vergeben auf Erden, sprach er zu dem Gelähmten: Ich sage dir, steh auf, nimm dein Bett und geh heim!

Und er stand auf, nahm sein Bett und ging alsbald hinaus vor aller Augen, sodass sie sich alle entsetzten und Gott priesen und sprachen: Wir haben so etwas noch nie gesehen.

Und hier eine Übertragung, um den Text für demente Menschen verständlicher zu machen. Denken Sie sich bei jedem Punkt eine Pause:

Jesus ging in ein Haus. Viele versammelten sich. Sie hatten keinen Raum mehr. Nicht drinnen. Nicht draußen. Jesus sagte ihnen das Wort.

Vier Freunde trugen einen Gelähmten herbei. Aber die Menge war im Weg. Also deckten die vier das Dach auf. Sie machten ein Loch ins Dach. Sie ließen das Bett hinunter.

Jesus sah ihren Glauben. Jesus sprach zu dem Gelähmten: „Mein Sohn, deine Sünden sind dir vergeben."

Die Schriftgelehrten dachten: Er lästert Gott! Denn nur Gott kann Sünden vergeben.

Jesus erkannte, was sie dachten. Er sprach zu ihnen: „Es ist leicht zu sagen: Dir sind deine Sünden vergeben. Schwerer ist, zu sagen: Steh auf. Nimm dein Bett. Und geh umher." Jesus bewies, dass er vollmächtig war, Sünden zu vergeben. Er sprach zu dem Gelähmten: „Steh auf. Nimm dein Bett und geh heim."

Und der Gelähmte stand auf. Er nahm sein Bett. Und er ging hinaus.

Alle sahen ihn. Sie entsetzten sich und sprachen: „Wir haben so etwas noch nie gesehen."

Schreitet die Demenz fort, ist es besser, wenn Sie Geschichten erzählen, anstatt sie nur vorzulesen. Länger als drei bis fünf Minuten sollten die Geschichten dann nicht mehr dauern.

Zur Orientierung: Wenn Sie den oben zitierten Luthertext mit seinen rund 250 Wörtern langsam und mit Pausen und Wiederholungen erzählen, benötigen Sie rund fünf Minuten. Für die Übertragung aus rund 150 Wörtern etwa drei Minuten. Zum Vergleich: Bei einem normalen Vortrag ist ein durchschnittlich schneller Redner ungefähr doppelt so schnell.

Konzentrieren Sie sich auf die Haupthandlung. Bei dieser Geschichte vom Gelähmten können Sie beispielsweise weglassen, dass die Episode in Kapernaum spielt.

Visuelle Hilfsmittel

Auch visuelle Hilfsmittel erleichtern es dem Zuhörer, beim Thema zu bleiben. Bei einer Weiterbildung habe ich einmal gelernt, wie ich die Geschichte vom Gelähmten mit einem viergliedrigen Meterstab Kindern erzählen kann. Damit ist ein Teil eines Meterstabes gemeint, der aus nur vier Gliedern besteht. Diese Glieder kann man bewegen und damit verschiedene Figuren darstellen. So kann man eine „4" damit darstellen – für die vier Freunde, die den Gelähmten tragen. Man kann auch die Matte andeuten, auf der der Gelähmte liegt. Ebenso das Haus und die Treppe.

Visuelle Hilfsmittel erleichtern es dem Zuhörer, beim Thema zu bleiben.

Wenn man keinen Meterstab (Zollstock) zur Hand hat, kann man sich auch selbst ein solches Teil aus Pappe basteln: Einfach vier gleich lange Streifen aus Pappe ausschneiden und an den Enden ein Loch stanzen. Dann mit Musterklammern verbinden, sodass ein langer Stab entsteht, dessen einzelne Glieder beweglich sind.

Der Meterstab aus vier Gliedern:

Die Zahl „4":

Die Matte:

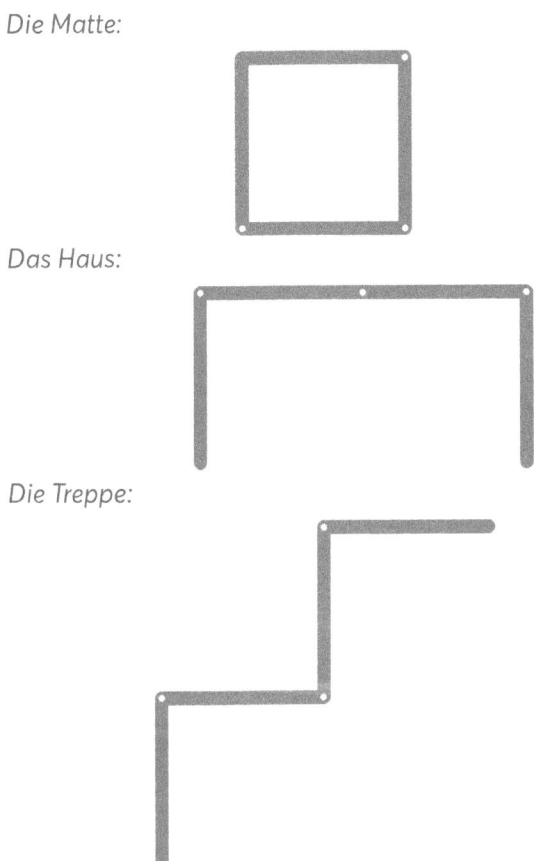

Das Haus:

Die Treppe:

Wenn Sie die Geschichte mit noch mehr Elementen erzählen möchten, finden Sie Anregungen im Internet, zum Beispiel hier: http://www.derkindergottesdienst.de/kleinkinder/dergelaehmte.htm
Solche Hilfsmittel „funktionieren" nicht nur mit Kindern. Ich habe sie auch schon erfolgreich im Pflegeheim verwendet, wenn ich Geschichten erzählte. Die Bewohner verfolgten aufmerksam die verschiedenen Stellungen des Meterstabes. Wenn Ihr Zuhörer etwas sehen kann, hilft dies auch dem Erzähler, um bei Ablenkungen wieder zurück zur Geschichte zu finden.

Alternativ können Sie auch Fotos oder Skizzen zur Geschichte mitbringen: ein Haus, eine Menschenmenge, ein Bett. Sie können die Geschichte auch erzählen, indem Sie zentrale Begriffe auf Papier schreiben: „Haus", „Bett", „geheilt" ...

Welche Geschichten kennen Menschen mit Demenz heutzutage? Um das herauszufinden, habe ich einmal alte Lehrpläne untersucht. Dabei ist mir Folgendes aufgefallen: Sehr viel gelehrt wurden die Berichte, die auf den ersten Seiten der Bibel stehen, die sogenannte Urgeschichte. Auch Erzählungen aus dem Leben von Jesus kommen oft vor. Um den Bekanntheitsgrad der biblischen Geschichten herauszufinden, kann man zwei Faustregeln anwenden:

1. Geschichten, die mehrmals in der Bibel erzählt werden, etwa das Wunder von der Brotvermehrung, sind sehr bekannt. Wen wunderts? Was die unterschiedlichen Verfasser der Bibel damals so sehr beeindruckt hat, dass gleich mehrere von ihnen das Ereignis aufgeschrieben haben, das imponiert auch heute noch. In vielen Bibeln sind „Parallelstellen" angegeben, wenn die jeweilige Geschichte noch anderswo zu finden ist.

2. Auch Geschichten, die zum Kirchenjahr gehören, wie etwa die Oster- oder Weihnachtsberichte, sind sehr bekannt. Sie werden jedes Jahr in den Gottesdiensten vorgelesen und prägen sich durch die Wiederholung ein.

Bekannte biblische Geschichten sind zum Beispiel:

- Die Schöpfung (1. Mose 1,1–2,4)
- Der Mensch im Paradies (1. Mose 2,4b-25)
- Die Sintflut (1. Mose 6–8)
- Der Turmbau zu Babel (1. Mose 11,1-9)
- Die Weisen aus dem Morgenland (Matthäus 2,1-12)
- Die Geburt Jesu (Lukas 2,1-21)

- Die Berufung der Jünger (Markus 1,16-20)
- Die Berufung des Matthäus (Markus 2,13-17)
- Die Speisung der Fünftausend (Markus 6,30-44)
- Der Einzug in Jerusalem (Markus 11,1-10)
- Die Tempelreinigung (Markus 11,15-19)
- Die letzten zwei Münzen der Witwe (Markus 12,41-44)
- Die Salbung in Betanien (Markus 14,3-9)
- Der Verräter (Lukas 22,1-6)
- Das letzte Passamahl (Lukas 22,7-21)
- Jesus in Gethsemane (Markus 14,32-42)
- Die Gefangennahme Jesu (Markus 14,43-52)
- Die Verleugnung des Petrus (Markus 14,66-72)
- Jesus vor Pilatus und Herodes (Markus 15,1-19)
- Jesu Kreuzigung, Tod und Begräbnis (Markus 15,20-27)
- Ostern (Johannes 20,1-18)
- Die Himmelfahrt Jesu (Apostelgeschichte 1,1-12)
- Pfingsten (Apostelgeschichte 2)
- Die Berufung des Paulus (Apostelgeschichte 9,1-31)

Teil 5

Tipps von Angehörigen für Angehörige

Demenz fordert. Und manchmal überfordert Demenz auch – alle Beteiligten. Der Betroffene kommt in unserer Welt nicht mehr zurecht. Er ist verunsichert und gestresst. Und seine Angehörigen sind unsicher, wie sie richtig reagieren und was sie noch machen können.

Ich habe bei Angehörigen nachgefragt: „Was sind Ihre Tipps für andere Angehörige, die Menschen mit Demenz pflegen?" Und jeweils den ersten Gedanken, der genannt wurde, habe ich notiert und ausformuliert.

Herausgekommen ist eine Art bunter Blumenstrauß an Ideen. Viele Lösungen werden nur kurz angerissen. Nicht jeder Absatz wird für alle Leser relevant sein. Prüfen Sie selbst, welcher Tipp Ihnen in Ihrer jeweiligen Situation hilft, und lassen Sie sich von den übrigen Anregungen nicht überfordern. Vielleicht ist es ja nur ein einziger Tipp, der zu diesem Zeitpunkt der richtige für Sie ist.

> **Vielleicht ist nur ein einziger Tipp zu diesem Zeitpunkt der richtige für Sie.**

Hilfreich neben mündlich weitergegebenen Tipps sind auch schriftliche Erfahrungsberichte von Angehörigen dementer Menschen. Hier sei etwa auf den Erfahrungsbericht „Wie meine Großmutter ihr Ich verlor" von Sarah Straub verwiesen.

Menschen mit Demenz sind keine kleinen Kinder

In einer Angehörigengruppe prallten zwei Meinungen aufeinander. Hedwig sagte: „Ich sehe meinen Walter jetzt wie ein kleines Kind. Ich gehe mit ihm um wie mit einem Baby. Für ein Baby hat man ja auch immer Verständnis."

Darauf erklärte Erna: „Nein, das würde ich nicht tun. Ein dementer Mensch ist doch kein Kleinkind, sondern ein erwachsener Mensch." Wer hat nun recht?

Im weiteren Verlauf ihres Gespräches fanden die beiden pflegenden Angehörigen zu einem gemeinsamen Ergebnis: Es wäre fatal, mit dem dementen Menschen wie mit einem Baby zu sprechen. Allerdings gibt es schon Gemeinsamkeiten zwischen einem Menschen mit Demenz und einem Baby, etwa dass beide einen geschützten Rahmen benötigen.

Auf den Umgang mit der Person bezogen, stellen Sie sich am besten die folgenden einfachen Fragen:

Ist das, was ich jetzt gerade tue, in einem negativen Sinn kindisch und albern? Oder ist es in einem positiven Sinn kindlich schlicht und ermutigend? Wie wird es der demente Angehörige erleben? Welches Verhalten ist angemessen? Wie würde ich selbst gern behandelt werden?

> Ist das, was ich tue, kindisch und albern? Oder ist es kindlich schlicht und ermutigend?

Nehmen Sie Hilfe an

Immer wieder haben mir Angehörige geschildert, wie wichtig es für sie war, Hilfe anzunehmen. Renate erzählte über ihren dementen Mann: „Ich habe meinen Günter umsorgt, als wäre er mein Eigentum. Niemand durfte an ihn heran." Renate räumte ein, dass es ihr einerseits peinlich war, Hilfe anzunehmen. Andererseits hatte sie den Eindruck, keiner würde ihren Mann besser verstehen als sie. Daher wollte sie keine Verantwortung abgeben.

Irgendwann brach Renate zusammen und musste ins Krankenhaus. Danach sagte sie: „Ich hätte mir viel früher helfen lassen sollen. Dann wäre mir Günters Demenz nicht so an die Substanz gegangen. Und mein Mann hätte viel länger etwas von mir gehabt." Renates erster Tipp für Angehörige von Menschen mit Demenz heißt daher: Nehmen Sie Hilfe an. Schultern Sie die Aufgabe nicht allein. Sonst könnten Sie sich damit übernehmen.

> Schultern Sie die Aufgabe nicht allein.

Demenz ist nicht peinlich

Dagmar erzählte mir von ihrer Schwester Berta, die weit entfernt lebte. Als Berta dement wurde, wusste zuerst keiner der Verwandten von ihrer

Demenz. Allerdings rief Berta überall an und erzählte anderen Menschen wirre Dinge. Dadurch trieb sie einen Keil mitten in die Verwandtschaft. Zum Teil redeten die Familien gar nicht mehr miteinander.

„Schließlich", so fuhr Dagmar fort, „wurde den nächsten Angehörigen klar, was los war: Berta war dement." Aber man verheimlichte das den anderen Verwandten gegenüber, denn es war der Familie vor Ort peinlich. Dadurch wurde aber alles noch schlimmer. Immer wieder rief Berta bei Verwandten an und mischte die Familie kräftig auf. Die Gräben zwischen den Verwandten wurden immer tiefer. Daran änderte sich auch nichts mehr, als sich Bertas Vergesslichkeit doch langsam herumsprach.

Dagmar hat einen wichtigen Tipp für alle Angehörigen von Menschen mit Demenz: Sprechen Sie darüber. Es ist nicht peinlich, wenn jemand dement ist. Peinlich kann es allerdings werden, wenn jemand die Demenz vertuscht. Geben Sie den Menschen Ihrer Umwelt die Chance, auf Ihren dementen Angehörigen eingehen zu können. Auf die Art, wie es diesem Menschen guttut.

Nehmen Sie Beschuldigungen nicht persönlich

Es kann sein, dass Menschen mit Demenz Sie verdächtigen oder beschuldigen. Elvira schimpfte immer wieder mit ihrer Tochter Margit: „Du hast mir meine Unterhosen geklaut." – „Wo hast du meine Schuhe wieder hingetan?" – „Es kann doch nicht sein, dass du ständig mein Essen anbrennen lässt."

Elviras Tochter erzählte, dass sie fix und fertig mit den Nerven gewesen sei. Schließlich beschloss sie: „Nein, das nehme ich nicht an. Ich bin nicht verantwortlich für die Fantasien meiner Mutter." Und sie sagte sich: „Meine Mutter ist dement. In ihrer Welt kommen Schuhe weg. Das muss ich stehen lassen. Aber in meiner Welt klaue ich keine Schuhe."

Gehen Sie Vorwürfen ruhig aus dem Weg.

Erst wusste Margit nicht, wie sie mit solchen Anschuldigungen umgehen sollte. Sie ging ihrer Mutter dann einfach aus dem Weg. Aber mit der Zeit lernte sie, sich nicht darüber aufzuregen. Sie konnte sogar drüber schmunzeln. Und tatsächlich hatte ihre Mutter die Anschuldigungen schnell wieder vergessen.

Margit nannte mir als Tipp: Nehmen Sie Anschuldigungen nicht persönlich. Die gelten nicht Ihnen. Gehen Sie den Vorwürfen ruhig aus dem Weg. Oft beruhigt sich die Situation von selbst wieder.

Bedenken Sie dies bitte auch, wenn Ihr Angehöriger von einem ambulanten Pflegedienst gepflegt wird oder in einem Heim lebt. Vielleicht beschuldigt er eine Schwester, ihm etwas gestohlen zu haben. Das *kann* stimmen – *muss* aber nicht.

Gott kennt Sie – auch wenn es Ihr Angehöriger nicht mehr tut

Hermine kam an ihre Grenzen. Aber sie fand einen Weg, der sie entlastet hat. Sie sagte mir: „Ich wusste nicht mehr, wie ich Wilfried versorgen soll. Ich wollte ihm den Wunsch erfüllen, dass er zu Hause bleiben konnte. Aber irgendwann ging es über meine Kräfte." Sie litt darunter, dass Wilfried sie nicht mehr erkannte. Sie war traurig darüber, dass er andere Menschen beschimpfte. Und es tat ihr weh zu sehen, dass er immer weniger mit seinem Alltag zurechtkam – dass er nicht mehr allein essen und trinken konnte.

Sie sagte: „Aber ich habe gelernt, meine Sorgen abzugeben. Ich bin häufig aus dem Zimmer gegangen, habe tief durchgeatmet und gebetet: ‚Gott, ich gebe dir meinen Wilfried. Kümmere du dich um ihn.'" Es half ihr, dass sie ihre Probleme in Gottes Hände legen konnte.

Hermine gab mir folgenden Ratschlag: Bringen Sie Gott Ihre Sorgen. Sie können dabei nur gewinnen. Wenn der christliche Glaube wahr ist, dann wurde Gott Mensch. Dann interessiert er sich für uns und will an unseren Sorgen teilnehmen.

Regeln Sie die letzten Dinge

Bärbel war mit ihrem Alltag überfordert, allerdings merkte das niemand aus der Familie. Als sich irgendwann herausstellte, dass Bärbel an einer langsam fortschreitenden Demenz litt, war es zu spät. Sie konnte keine Vorsorgevollmacht mehr ausfüllen, denn sie war nicht mehr geschäftsfähig. Aber Bärbel konnte noch mitentscheiden, wer die gesetzliche Betreuung übernehmen sollte und in welches Heim sie ziehen wollte. „Viele Menschen schieben solche Themen zu lange vor sich her", erklärt ihre gesetzliche Betreuerin. Dabei sichert eine Vorsorgevollmacht das Selbstbestimmungsrecht in schwierigen Lebenssituationen. Solche können sich altersunabhängig schnell ergeben. Wie bei Bärbel. Viele Menschen glauben, die Angehörigen dürfen dann automatisch Entscheidungen übernehmen. Aber das stimmt nicht. Ohne Vorsorgevollmacht bestellt das Betreuungsgericht einen Betreuer. Das kann eventuell eine fremde Person sein. Bärbel würde wohl anderen Betroffenen raten: Regeln Sie die letzten Dinge. Denken Sie an Ihr Testament – aber auch an Betreuungsverfügung, Vorsorgevollmacht und Patientenverfügung.

Pflegen Sie soziale Kontakte

Waltraud hat sich dreizehn Jahre lang um ihren dementen Ehemann Edmund gekümmert. Sie hat alle Phasen der Demenz miterlebt. Jetzt ist Edmund gestorben. Die Beerdigung ist vorbei. Einige Menschen haben ihr Beileid ausgesprochen. Und nun? Waltraud fällt in ein Loch! Sie steht auf einmal völlig allein da.

Als Waltraud darüber nachdenkt, versteht sie: „In den letzten Jahren hat sich alles in meinem Leben um Edmund gedreht. Ich hatte immer weniger Außenkontakte. Hätte ich bloß die tragenden Freundschaften in meinem Leben gepflegt."

Beziehungen und Freundschaften geben Ihnen Kraft.

Darum gibt Waltraud einen wichtigen Ratschlag weiter: Drehen Sie sich nicht nur um Ihren dementen Angehörigen. Halten Sie Kontakte zu anderen Menschen. Vielleicht wird das nicht mehr so einfach sein wie früher. Aber Sie können zumindest hin und wieder jemanden anrufen. Eine Geburtstagskarte an liebe Menschen schreiben.

Oder mit Ihrer Nachbarin einen Kaffee trinken. Das wird Ihnen nicht nur helfen, wenn Ihr dementer Angehöriger stirbt. Auch in der Pflegezeit werden Ihnen die Beziehungen und Freundschaften Kraft geben. Und das kommt nicht nur Ihnen zugute, sondern auch der Person, die Sie pflegen.

Singen Sie zusammen

Elsa ist in einem musikalischen Elternhaus aufgewachsen. Früher haben sie dort im Familienkreis immer viel gesungen. Zum Beispiel „Hoch auf dem gelben Wagen" oder „Das Wandern ist des Müllers Lust". Auch viele Kirchenlieder kennt Elsa noch gut: „Großer Gott, wir loben dich" … „Nun danket alle Gott" … Elsa kann alle Strophen auswendig singen.

Heute lebt Elsa in einem Pflegeheim. Sie ist häufig unruhig und läuft dann im Gang hin und her. In solch einer Situation hat ihre Tochter Stefanie einmal ein Lied angestimmt: „Wem Gott will rechte Gunst erweisen, den schickt er in die weite Welt." Sofort stimmte Elsa mit ein und sang mit. Anschließend setzte sie sich hin und war deutlich zufriedener und ausgeglichener.

Von Stefanie kommt der Tipp: Singen Sie viel mit Ihrem dementen Angehörigen. Wenn ein dementer Mensch merkt, dass er noch etwas kann, ist das ein Erfolgserlebnis für ihn. Und das gemeinsame Singen schafft eine friedliche Atmosphäre.

Spaß mit Tieren

Reinhard ist in seiner Demenz ein mürrischer Mann geworden. Er beobachtet seine Umgebung und schaut meistens finster drein. Auf jeden Fall lacht er ganz selten.

Neulich kam eine Nachbarin zu Besuch, die ihren Hund dabeihatte – einen kleinen Dackel. Der Dackel rannte durchs Zimmer. Reinhard rief: „Komm her, Max." Tatsächlich kam der Dackel zu Reinhard und sprang auf seinen Schoß. Reinhard streichelte das weiche Fell und kraulte den Dackel am Hals. Und er sprach sogar mit dem Hund.

Reinhard war kaum wiederzuerkennen, denn er lachte viel in diesen Stunden, und seine Stimme wurde ganz weich. Offenbar erinnerte er sich daran, dass er früher selbst einmal einen Hund gehabt hatte, der auf den Namen Max hörte.

Für Reinhards Frau Gerlinde war der Fall klar. Von nun an lud sie ihre Nachbarin mit dem Hund immer wieder ein. Ihr Mann hatte viel Freude an dem Tier.

Besuchen Sie einen Tierpark oder einen Streichelzoo.

Als Tipp gibt Gerlinde weiter: Wenn Ihr Angehöriger Tiere liebt, sorgen Sie dafür, dass er mit Tieren in Berührung kommt. Besuchen Sie einen Tierpark oder einen Streichelzoo. Oder versuchen Sie es zur Not auch mit Plüschtieren, die er streicheln kann.

Gönnen Sie sich ein Hobby

Pauline ist traurig: „Ich weiß gar nicht mehr, was ich gerne mache." Seit einigen Jahren pflegt Pauline ihre demente Tante Martha. Die Tante ist inzwischen mehrere Stunden täglich auf Pauline angewiesen. So kommt es, dass sich in Paulines Leben praktisch alles nur noch um ihre Tante dreht. Pauline weiß schon nicht mehr, was sie selbst gerne tut.

Eine Freundin hilft ihr auf die Sprünge, indem sie Pauline erinnert: „Du hast doch früher viel Zeit in deinem Schrebergarten verbracht."

„Stimmt!" Pauline lächelt. Der Garten … Daran hat sie gar nicht mehr gedacht. Dort konnte sie immer auftanken, wenn sie den Blütenduft in der Nase hatte oder wenn die Erde an ihren Fingern klebte. Dort begann sie immer automatisch zu beten: „Danke, Gott, dass du die Natur so schön gemacht hast. Ich bin reich beschenkt."

Paulines Freundin hat einen Vorschlag: „Weißt du was, ich komme ab jetzt jeden Tag für eine Stunde zu deiner Tante. Einen Schrebergarten kannst du in der Zeit zwar nicht anlegen, aber vielleicht kannst du wenigstens mal in Ruhe aus dem Haus gehen. Lass dir mal frischen Wind um die Nase wehen … Und vielleicht findest du sogar eine Stelle, wo du ein paar Blumentöpfe bepflanzen kannst."

Das ist eine prima Idee, findet Pauline. Ihr Tipp für pflegende Angehörige lautet: Suchen Sie Abstand. Gehen Sie einem Hobby nach. Legen Sie einen Schrebergarten an oder gehen Sie im Park spazieren. Gehen Sie schwimmen oder bauen Sie eine Landschaft für Ihre Modelleisenbahn.

Teilen Sie sich die Arbeit mit anderen Angehörigen

Peter kommt zu Hause nicht mehr zurecht. Er findet die Toilette nicht mehr. Auch mit dem Essenkochen ist er überfordert. Wie gut, dass seine Tochter Regina gleich nebenan wohnt. Sie schaut bei ihrem Vater öfter nach dem Rechten und erledigt manche Hausarbeit für ihn. Inzwischen muss Regina sehr häufig zu ihrem Vater kommen, manchmal mehrmals täglich.

Irgendwann wird ihr das zu viel. Sie sagt: „Jetzt müssen wir mal Familienrat halten und eine Lösung finden." Über eins sind sich alle einig: Der Vater soll so lange wie möglich zu Hause bleiben. Dafür sind alle bereit mit anzupacken.

Regina und ihre Geschwister stellen einen Wochenplan auf. Jeder kümmert sich einen oder zwei Tage pro Woche um den Vater. Dadurch sind schon mal fünf Wochentage abgedeckt. Am sechsten Tag kommt eine Alltagsbegleiterin zu Peter und am siebten Tag wird der Vater in die Tagespflege abgeholt.

Trotz der täglichen Besuche ist Peter immer noch einige Stunden am Tag allein zu Hause. Darum lässt Regina einen Hausnotruf installieren. Peter bekommt dazu einen Druckknopf an sein Handgelenk – so ähnlich wie eine Armbanduhr. Wenn er zum Beispiel stürzt, kann er den Knopf drücken, wodurch bei Regina im Nachbarhaus Alarm ausgelöst wird. Dann kann sie nach dem Vater schauen und bei Bedarf Hilfe holen.

Die Geschwister sind sich darin einig: Es kann immer etwas passieren. Wenn der Vater stürzt, möchten sie danach sich selbst und auch den anderen keine Vorwürfe machen. Sie haben sogar eine Art Vertrag aufgesetzt,

Einer allein kann das nie schaffen. Aber gemeinsam sind wir stark.

der von allen unterschrieben wurde: „Wenn unserem Vater in meiner
Schicht etwas passiert, mache ich mich selbst nicht dafür verantwortlich.
Und wenn er in der Schicht von jemand anderem stürzt, mache ich den
anderen nicht dafür verantwortlich." Peters Angehörigen ist klar: Einer allein kann das nie schaffen. Aber
gemeinsam sind wir stark.

Laden Sie Freunde des dementen Menschen ein

Gertrud war sehr beliebt in ihrem Dorf. Sie hatte früher als Briefträ-
gerin gearbeitet und darum kannte jeder sie, und sie wiederum kannte
alle Menschen im Dorf. Als Gertrud dement wurde, zog sie sich zurück
und ging nur noch selten aus dem Haus. Die Angehörigen unterstützten
diesen Rückzug. Wahrscheinlich war ihnen die ganze Situation peinlich,
und daher ließen sie es nicht zu, dass Freunde zu Besuch kamen. Andererseits blieben die Freunde sowieso weg, weil sie Angst hatten, etwas
falsch zu machen.

Aber eines Tages klingelt der Nachbarsjunge. Er bringt einen Korb
Kirschen für Gertrud, die er selbst gepflückt hat. Die Angehörigen sind
darüber so verdutzt, dass sie den Jungen bitten, in Gertruds Stube zu
kommen. Da geschieht etwas Erstaunliches. Eigentlich kommt Gertrud
gar nicht mehr mit dem Essen klar. Als ihr aber der Nachbarsjunge eine
Kirsche reicht, zerbeißt Gertrud sie genüsslich. Sie drückt das Frucht-
fleisch mit der Zunge vom Kern und schluckt es herunter. Dann nimmt
sie – ganz ordentlich – den Kern aus dem Mund und legt ihn auf ein
Tellerchen. Damit noch nicht genug: Als der Nachbarsjunge fort ist,
lächelt die alte Frau.

Gertruds Sohn erzählt: „Von diesem Tag an habe ich angefangen, Angehörige und Freunde einzuladen. Ich habe ihnen erklärt, dass sie keine
Angst zu haben brauchen, wenn sie meine Mutter besuchen. Sie sollten
sich so normal wie möglich verhalten. Ich habe ihnen nur ein paar Dinge genannt, die Gertrud gerne hat oder die sie nicht gerne hat." Diese
Besuche sind für Gertrud das Größte.

Ihr Sohn rät daher: Keine Angst vor Besuch! Laden Sie Freunde und
Bekannte zu Ihrem Angehörigen ein und unterstützen
Sie solche Besuche.

Keine Angst vor Besuch!

Lernen Sie aus Fehlern

Klara ärgerte sich über sich selbst. Ihr pflegebedürftiger
Mann Erich war doch tatsächlich gestürzt ... und dabei hatte sie immer
so aufgepasst! „Wie konnte mir das nur passieren?", fragte sie sich. Klara
machte sich Vorwürfe, dass ihr dieser Fehler unterlaufen ist. Aber sie
wusste auch: So etwas passiert eben. Wie heißt es so schön? Es ist nicht
schlimm, zu fallen; es ist nur schlimm, liegen zu bleiben. Aus Fehlern
kann man lernen, wie man es beim nächsten Mal besser macht.

Nach dem Sturz ihres Mannes hat Klara sich beraten lassen. In ihrer
Wohnung wurden entsprechende Haltegriffe angebracht, an denen sich
Erich nun sicher fortbewegen kann. Die Griffe waren nicht einmal sehr
kostspielig. Klara hat den Kostenvoranschlag bei der Kasse eingereicht
und einen Zuschuss bekommen.

Klara kann weitergeben: Fehler müssen Sie sich selbst verzeihen. Und
dann daraus lernen.

Führen Sie ein Pflegetagebuch

Charlotte hat abends das Gefühl, dass ihr Tag nur so zerronnen ist. Seit
sie ihren dementen Nachbarn Horst pflegt, vergeht die Zeit noch schneller als sonst. Sie sagt: „Ich weiß abends gar nicht mehr, was ich alles
gemacht habe. Aber ich habe immer das Gefühl, dass Horst bei allem
Hilfe braucht."

Irgendwann hat Charlotte angefangen, ein Pflegetagebuch zu schreiben. Sie notiert darin, bei welchen Tätigkeiten sie ihrem
Nachbarn helfen muss und wie viel Zeit sie dafür benötigt. Zum Beispiel: „Duschen: 40 Minuten. Rasieren
und Zähne putzen: 10 Minuten." Das ist nicht nur für
sie selbst eine Hilfe, sondern auch für Leistungen, die

Schreiben Sie auf, was Sie tun und wie viel Zeit Sie dafür brauchen.

sie später bei der Pflegekasse beantragt. Denn die Leistungen der Kasse richten sich danach, wie aufwendig die Pflege ist.

Charlotte gibt als Tipp weiter: Schreiben Sie alles auf, was Sie tun und wie lange Sie dafür benötigen.

Lassen Sie sich beraten

Simone klagt: „Es war schlimm, als mir klar wurde, dass es mit meinem Mann Alfons nicht mehr besser wird. Zum Glück haben mich unsere Kinder darauf aufmerksam gemacht, dass pflegende Angehörige in Deutschland Anspruch auf Pflegeberatungen und Pflegeschulungen haben." Simone bekam sogar eine individuelle Schulung in den eigenen vier Wänden: Wie kann ich meinen Mann aus dem Bett mobilisieren?

Simone fragte ihren Hausarzt. Der nannte ihr Pflegeberatungen und den Pflegestützpunkt ganz in ihrer Nähe. Auch über die Kranken- und Pflegekasse oder über das Bürgerbüro des Rathauses hätte sie die Kontaktadressen bekommen.

In vielen Kommunen gibt es eigene Beratungsstellen für ältere Menschen und ihre Angehörigen. Diese sogenannte Altenhilfe ist in der Regel bei den Sozial- und Gesundheitsämtern angesiedelt. Der Vorteil einer solchen Beratung: Es handelt sich um Fachleute, die sich mit der Pflege und den Leistungen der Kassen gut auskennen. Außerdem berät man dort individuell – oft kommen die Mitarbeiter sogar in die Wohnung und schauen sich die Situation vor Ort an. Da sie nicht persönlich von der Situation betroffen sind, haben sie einen neutraleren Blick auf die Situation als die Familie.

Gute Ratschläge gibt es auch bei der Deutschen Alzheimer Gesellschaft. Ihre überregionalen Vereinigungen bieten ein dichtes Netz von Unterstützungs- und Beratungsmöglichkeiten. Sie bringen auch Mitgliederzeitschriften und Informationsmaterial heraus.

Für Simone ist klar: Angehörige von Menschen mit Demenz sollten sich von Fachleuten beraten lassen.

Hilfsmittel erleichtern das Leben

Bärbel pflegt ihren dementen Partner Heinz schon seit einigen Jahren. Mit der Zeit wurde er immer pflegebedürftiger. Trotzdem hat Bärbel es geschafft, dass er bis jetzt zu Hause bleiben konnte. Sie erklärt: „Es gibt sehr nützliche Hilfsmittel, die pflegenden Angehörigen das Leben erleichtern."

Dazu gehören etwa Toilettenstühle, die Sie nachts neben das Bett stellen können. So ersparen Sie sich die umständlichen Gänge ins Bad.

Ein Pflegebett ist ebenfalls ein wertvolles Hilfsmittel. Mit elektronischen Knöpfen können Sie es nach oben und unten bewegen und außerdem das Kopf- und Fußteil verstellen, ohne sich körperlich verausgaben zu müssen. Um zu verhindern, dass Ihr dementer Angehöriger das Bett aus Versehen verstellt, lässt sich die elektronische Steuerung oft auch blockieren. Lagerungskissen können eine große Entlastung für den Betroffenen und die pflegenden Angehörigen sein.

Bärbels Tipp lautet: Sie können Hilfsmittel vom Sanitätshaus ausleihen – oder gegen Zuzahlung kaufen. Die Pflegekassen übernehmen auf Antrag einen Teil der Kosten.

Nehmen Sie Leistungen der Kasse in Anspruch

Sieglinde hat vor mehreren Jahren ihre demente Schwester Josefine betreut. Im Rückblick stellte sie damals fest: „Es ist schade, dass die Kasse vor allem bei körperlichen Erkrankungen unterstützt. Menschen mit Demenz sind bei den Pflegestufen nicht vorgesehen." Doch die Gesetzesgrundlage hat sich geändert. Bei den Pflegekassen sind mehr und mehr auch demente Patienten in den Vordergrund gerückt.

> **Haben Sie keine Scheu, Leistungen der Kasse in Anspruch zu nehmen.**

Sieglinde gibt den Rat weiter: Scheuen Sie sich nicht, die Leistungen der Kasse in Anspruch zu nehmen. Immer mehr Menschen in unserer Gesellschaft werden dement. Zwei Drittel von ihnen werden zu Hause gepflegt und betreut. Auch Leistungen für den Bereich der häuslichen Pflege können in Anspruch genommen werden.

Nehmen Sie Kurzzeitpflege in Anspruch

Emilie sagt: „Jetzt gehe ich in den Urlaub." Mit Urlaub meint Emilie aber nicht Mallorca oder Teneriffa. Nein, die alte Dame geht in die Kurzzeitpflege. Sogar mit Pflegestufe Null haben Menschen mit Demenz jedes Jahr Anspruch auf Kurzzeitpflege. Diese vier Wochen können Sie nach eigenem Belieben aufteilen. So ist es zum Beispiel möglich, ein Heim auszuprobieren. Wenn Sie nicht zufrieden sind, können Sie das nächste Mal ein anderes Heim wählen. Diese vier Wochen sind eine wichtige Zeit für Angehörige, um den eigenen Akku aufladen zu können.

Emilies Angehörige raten: Ihren Anspruch auf Kurzzeitpflege sollten Sie auf jeden Fall ausschöpfen. Das ist eine gute Gelegenheit, um selbst aufzutanken.

Sorgen Sie für Helligkeit und richtige Farben

Die richtige Beleuchtung hilft dem dementen Menschen dabei, sich in seiner Umgebung zurechtzufinden. Ist der Raum zu hell, kann das aggressiv machen. Wenn es zu dunkel ist, kann er sich nicht richtig orientieren. Darum hat Josef, als seine Frau dement wurde, die Wohnung entsprechend renoviert. Er sagt: „Ich habe damals Wert darauf gelegt, dass die Wohnung gut ausgeleuchtet und farblich ideal gestaltet war." So konnte sich seine Frau in den eigenen vier Wänden noch lange zurechtfinden.

Welche Grundregeln sind bei der Farbwahl zu beachten? Beruhigend sind zum Beispiel warme Pastellfarben. Rote und gelbe Farbtöne sollen sogar das Langzeitgedächtnis anregen. Josefs Frau wurde im Winter immer nachmittags um fünf Uhr unruhig. Im Sommer verschob sich die Unruhe auf eine spätere Uhrzeit. Wie sich herausstellte, lag dies an der Dämmerung. Als Josef ihr Zimmer ockergelb strich und mit indirekten Lichtquellen beleuchtete, trat das Problem nie wieder auf.

Hilfreich ist es auch, wenn die Bodenbeläge auf einer Ebene identisch sind. Unterschiedliche Farben werden oft als Schwellen wahrgenommen und lösen Unsicherheit beim Gehen aus. Josefs Frau blieb immer stehen, wenn man sie vom Bett in die Küche begleitete. Das lag daran, dass der

Boden im Schlafzimmer aus PVC bestand und in der Küche aus Fliesen. Daraufhin besorgte Josef weiteres PVC und deckte damit die Fliesen in der Küche ab. Fortan war der tägliche Weg in die Küche kein Problem mehr.

Wird der Eingangsbereich eher dunkler gehalten als der Rest des Raums, bremst dies den Drang des dementen Menschen, nach draußen zu laufen. Im Gespräch mit einem dementen Menschen hilft es, wenn Sie sich so hinsetzen, dass Sie gut beleuchtet sind. Dann kann Ihr Gesprächspartner Ihre Mimik gut erkennen und Ihre Lippenbewegungen genau beobachten.

Josef rät: Passen Sie die räumlichen Gegebenheiten an, damit sich Ihr Angehöriger wohlfühlt.

> **Hilfreich ist es, wenn die Bodenbeläge auf einer Ebene identisch sind.**

Nutzen Sie Angebote, um sich fortzubilden

Leni pflegt ihren dementen Ehemann. Sie sagt: „Auch wenn ich wenig Freizeit habe – ich will dazulernen. Gerade im Alter ist das ja wichtig, um selbst nicht so schnell dement zu werden." Darum hat Leni einen Kurs an der Volkshochschule belegt. Außerdem hört sie sich Vorträge über Demenz bei der Caritas an und nimmt an einer Angehörigengruppe bei der Arbeiterwohlfahrt (AWO) teil. Leni findet: „Das ist eine gute Abwechslung für mich. Und ich kann mich dadurch besser um meinen Mann kümmern."

In der Angehörigengruppe lernt Leni andere pflegende Angehörige kennen. Mit ihnen kann sie auf einer ganz anderen Ebene sprechen als mit Fachleuten von der Krankenkasse oder einem Sozialarbeiter. Denn sie weiß: Mit den anderen Angehörigen steht sie auf Augenhöhe. Die haben die gleichen Probleme und Nöte wie sie.

Über die Deutsche Alzheimer Gesellschaft können Sie Kontakt zu verschiedenen Gruppen bekommen, etwa zu Angehörigen- und Selbsthilfegruppen. Dort finden Sie auch ehrenamtliche Helferkreise und ähnliche Entlastungsangebote.

Leni empfiehlt: Nutzen Sie solche Angebote. Dadurch lernen Sie selbst dazu, und Sie pflegen soziale Kontakte, die Ihnen weiterhelfen.

Geben Sie Ihre Erfahrungen weiter

Die wahren Experten sind immer die Betroffenen. Betroffene wie Sandra. Sandra hat Wege gefunden, um sich mit ihrem dementen Ehemann Karl zu arrangieren. Nach gefühlten hundert missglückten Versuchen hat sie eine Möglichkeit entdeckt, wie Karl essen kann, ohne sich zu verschlucken.

Angehörige wie Sandra sind Praktiker. Sie haben viele Erfahrungen gesammelt, die bestimmt auch für andere hilfreich sind. Vielleicht haben Sie einen guten Weg gefunden, wie Sie dementen Menschen zeigen können, dass sie wertvoll sind. Sie sollten es nicht für sich behalten!

Angehörige können der Gesellschaft einen wichtigen Dienst tun, wenn sie ihre Erfahrungen weitergeben. Andere Betroffene werden dankbar dafür sein. Das kann im Freundeskreis geschehen, innerhalb der Seniorenarbeit einer Kirchengemeinde oder in Angehörigengruppen freier oder kirchlicher Wohlfahrtsverbände – wie der Diakonie oder bei den Maltesern.

Die wahren Experten sind die Betroffenen.

Sandra leitet eine Angehörigengruppe. Aber es gibt noch viele weitere Möglichkeiten, die eigenen Erfahrungen weiterzugeben, damit andere davon profitieren können. Sandra rät: Geben Sie Ihre Erfahrungen weiter.

Essen hält Leib und Seele zusammen

Dieses Buch will aus seelsorgerlicher Perspektive zu einem entspannteren Umgang mit Menschen mit Demenz verhelfen – soweit dies möglich ist. Eine Leserin des Buches hat angemerkt, dass sie bedauert, dass das Thema Essen in diesem Ratgeber nicht vorkommt. Zuerst habe ich gedacht: Nein, das hat ja gar nichts mit der Zielsetzung des Buches zu tun. Aber inzwischen ist mir bewusst geworden, wie viel Raum das Essen im Alltag von uns Menschen einnimmt – und auch, wie sehr es Teil der christlichen Tradition ist. Denken Sie nur an das jüdische Passahmahl und das christliche Abendmahl. Aus diesem Grund habe ich einige Gedanken zum Thema in die Neuauflage des Buches aufgenommen.

Wir hatten gerade neulich eine Fortbildung zum Thema „Essen" in dem Pflegeheim, in dem ich tätig bin. Als Gruppe haben wir die verschiedenen Aspekte dazu auf ein Flipchart aufgeschrieben. Dies fand ich sehr hilfreich, weil die Gruppe gemischt war und daher auf viele tolle Ideen aus den Perspektiven verschiedener Berufsgruppen gekommen ist: Pflegefachkräfte, Pflegehelfer, Betreuende und Hauswirtschaft. So konnten wir viele Gedankenanstöße sammeln:

Achten Sie auf eine ruhige Umgebung und die richtige Sitzposition. Ein Kleiderschutz ermöglicht es, die Klamotten sauber zu halten, falls mal was danebengehen sollte. Zu viel Tischdekoration kann eher verwirren. Bei der Wahl der Deko kann es Sinn machen, sich auf eine Sache zu beschränken – nur eine Blume statt vieler auf den Tisch gestreute Blüten. Es gibt auch zahlreiche Hilfsmittel, die gezielt eingesetzt werden können: Ein an den Teller klickbarer Tellerrand verhindert, dass das Essen auf dem Tisch landet, eine Antirutschmatte kann für festen Stand des Tellers sorgen. Und spezielles Besteck kann dabei helfen, trotz Einschränkungen in der Arm- und Handbeweglichkeit essen zu können. Eine eventuelle Zahnprothese sollte richtig sitzen und nicht wackeln.

Da das Auge mitisst, sollte man die Speisen auf dem Teller schön ansprechend anrichten. Es kann hilfreich sein, das Essen klein zu schneiden oder zu pürieren. Wenn es püriert wird, bitte nicht alle Speisen zusammen zu einem Brei pürieren. Sondern nur das pürieren, was nicht im Originalzustand gegessen werden kann. Werden verschiedene Bestandteile des Essens püriert (Fleisch, Nudeln, Gemüse), diese nicht miteinander vermischen, sondern getrennt auf dem Teller anrichten. So ist erkennbar, dass es sich um verschiedene Speisen handelt. Statt eines großen braunen Breis gibt's dann einen braunen Klecks Fleisch, gelb pürierte Nudeln und Gemüse als bunten Fleck.

Bei der Essensauswahl achten Sie bitte auf die Vorlieben Ihres Gegenübers. Ich erinnere mich an eine Heimbewohnerin, der ich einmal zum Abendbrot Käse serviert habe. Sie konnte sich nicht äußern und hat nichts davon angerührt. Erst danach habe ich von einer Kollegin erfahren, dass sie keinen Käse mag.

Eher eine kleine Portionsgröße wählen – dafür öfter Essen anbieten. Fingerfood ist auch eine große Hilfe. Wer sich beim Essen gerne unterhält, dem kann man ein Gegenüber sein und mit ihm sprechen. Wer lieber allein isst, dem sollte man die Ruhe gönnen.

Je nach Bedarf kann man beim Essen unterstützen und das Essen eingeben. Und: Frische Getränke nicht vergessen.

An dieser Stelle möchte ich Ihnen ein Buch empfehlen, das theoretisch und auch ganz praktisch noch tiefer aufs Thema Essen eingeht. Der Titel verrät schon viel: „Wohlfühlküche bei Demenz. Ausgewogene Gerichte für Betroffene und Angehörige." Die Autorin Dr. Sarah Straub ist Diplom-Psychologin, hat aber auch viele Erfahrungen als pflegende Angehörige gesammelt. Vermutlich ist sie vielen Lesern als Sängerin bekannt. Sie forscht auch am Uniklinikum Ulm zum Thema Demenz, macht Demenz-Abklärungen und leitet eine Spezialsprechstunde zum Thema Frontotemporale Demenz. Wolfgang Link ist Koch mit verschiedenen Zusatzausbildungen – und unter anderem als Fernsehkoch für den BR3 aktiv. Dem Autorengespann ist ein unterhaltsamer Demenz-Kochbuch-Ratgeber gelungen. Die Autoren plädieren unter anderem für eine mediterrane Küche zur optimalen Versorgung der Hirnnervenzellen. Sie gehen darauf ein, woher die Lust auf Süßes kommt und wie man ihr konkret begegnen kann. Und sie verraten verschiedene Ideen für Fingerfood – eine hilfreiche Maßnahme für viele Menschen mit Demenz, die nicht am Tisch sitzen bleiben möchten. Und für Betroffene, die Messer und Gabel nicht mehr gezielt einsetzen können. Garniert mit Rezepten, praktischen Vorschlägen und Tipps rund ums Essen ein gelungenes Buch für alle, die mehr zum Thema wissen möchten.

„Mit 5 Mark 60 Jahre zurück

Können Geschichten die Demenz-Wolken bei der 90-jährigen Emilie lichten?"

Zum Abschluss möchte ich Ihnen noch den folgenden Beitrag aus meinem Blog mitgeben. In diesem Beitrag geht es um eine ehemalige Bewohnerin unseres Pflegeheims. Ich habe im vorderen Teil des Buches schon einmal von ihr geschrieben. Ich möchte Ihnen aber auch den kompletten Blogbeitrag nicht vorenthalten. Und an dieser Stelle möchte ich auch gleich aufmerksam machen auf meine Seite im Internet: www.zeller-geschichten.de – dort finden Sie noch weitere Blogbeiträge, und aktuelle Informationen rund um das Thema Demenz & Geschichten.

Rrring. Das Telefon klingelt. Emilie ist dran. „Essen ist fertig. Kommt ihr?"

„Aber Mutter, es ist mitten in der Nacht." Was ist bloß mit Emilie los? Diese Episode ereignete sich in den letzten Lebensjahren von Emilie. Sie litt an einer Demenz und zog in das Pflegeheim, in dem ich arbeite. Dort erlitt sie später einen Schlaganfall und wurde immer mehr davon abhängig, gepflegt zu werden. Aber sie blieb doch empfänglich für Geschichten aus ihrem Leben. Und manchmal lichteten diese Geschichten sogar die Wolken, die über ihren Erinnerungen hingen.

Überblick über diesen Artikel:
Ich vergleiche in diesem Artikel eine Demenz mit Wolken in der Landschaft. Innerhalb von 6 Minuten erfahren Sie, wie eine Geschichte aus dem eigenen Leben für Emilie zum Sonnenstrahl wurde – dabei gehe ich auch auf verschiedene Formen und Symptome einer Demenz ein. Zuletzt soll es noch darum gehen, wie Sie mit den Sinnen Sehen, Hören, Riechen, Schmecken und Fühlen die Wolken vertreiben können.

Demenz ist wie eine Wolkenwand

Kennen Sie das? Vor Ihnen ist ein Berg. Im Moment sehen Sie aber nur Nebel und Wolken. So ähnlich ist es bei einer Demenz. Jener Zustand, von dem in Deutschland derzeit 1,8 Millionen Menschen betroffen sind. Tendenz steigend.

Zurück zu Emilie

Emilie hat mir gezeigt, welches Potenzial Geschichten für Menschen mit Demenz haben. Die Demenz war wohl die letzte große Kränkung in Emilies Leben, nachdem ihr der Krieg die Jugend genommen hat und sie später nach 57 Ehejahren ihren Ehemann Fred verloren hat.

Als Emilie 87 Jahre alt war, habe ich sie bei uns im Pflegeheim kennengelernt. Sie hat bei uns noch 5 Jahre verbracht. 5 von 92 Lebensjahren.

Trotz Demenz habe ich eine lebensfrohe Dame vor mir gesehen. Eine Frau, die sich den Lebensmut nicht nehmen lässt. Augenscheinlich war sie eine 90-jährige Frau im Rollstuhl. Eine Frau, die zum zehnten oder elften Mal an diesem Tag fragt: „Wo geht es in mein Zimmer?" Aber hinter den Wolken war mehr zu spüren: Lebensfreude, Offenheit – und ein schelmischer Humor.

Jetzt könnte man erzählen, was alles in Emilies alten Tagen schiefgelaufen ist: Stürze, Missgeschicke, Überforderung – Umzug ins Pflegeheim. Doch ich möchte ermutigen. Darum soll es um Emilies Wesen hinter der Wolkenwand gehen. Um das verschmitzte Lächeln in ihrem Gesicht, das den Blick durch die Wolken manchmal geöffnet hat. Wie kann man die Wand durchdringen – und Glücksmomente bei Betroffenen wecken?

Emilie hat kein Blatt vor den Mund genommen. Ihr schelmisches Lächeln sagte: In mir geht mehr vor, als du denkst.

Was ist typisch für eine Demenz?

Typisch für eine Demenz ist ja, dass kürzlich Erlebtes vergessen wird. Was man aber früher erlebt hat, ist dagegen noch sehr präsent. Vor diesem Hintergrund verwundert es nicht, wenn eine alte Dame den Namen ihres Hundes nicht mehr nennen kann – aber wenn sie den Vierbeiner streichelt, murmelt sie den Namen des Hundes ihrer Kindheit. Wie man durch Anregen der Sinne Erinnerungen ankurbeln und die Demenz-Wolken vertreiben kann, darauf komme ich nachher zurück. Typisch ist auch: Zwei Drittel der dementen Menschen sind Frauen.

Ein Schwank aus Emilies Leben

Ihr Sohn Alwin hat einmal von einer Geschichte aus Emilies Leben berichtet. Ich habe diese Episode etwas ausgeschmückt – und sie ihr immer wieder in anderen Variationen erzählt. Selbst während ihrer fortgeschrittenen Demenz.

Sie hat mich immer wieder aus ihren großen blauen Augen angeschaut. Es fühlte sich an, als wenn sie plötzlich wieder 60 Jahre jünger wäre: Da lichten sich die Wolken gerade etwas. Sie scheint genau zu wissen, um wen es hier geht. Sie weiß, dass das eigentlich ein Schwank aus ihrem Leben ist. Hier die Geschichte:

Frau Braun steigt übern Zaun

Frau Braun ist eine alte Frau. Sie lächelt häufig verschmitzt. Dann zwinkert sie verstohlen über den Rand ihrer runden Brillengläser.

Wer sie lachen sieht, denkt: Was wird Frau Braun wohl gerade im Schilde führen? So schelmisch wie jetzt im Alter war sie schon ihr ganzes Leben lang.

Früher hatte Frau Braun einen Nachbarn, den Herrn Semmelmaier. Frau Braun und Herr Semmelmaier waren öfter verschiedener Meinung. Aus diesem Grund stand auch ein Zaun zwischen beiden Gärten.

Als Frau Braun einmal in ihrem Garten die Blumen goss, rief ihr Nachbar über den Zaun: „Ihre Brennnesseln sind ja schon höher als unser Gartenzaun. Die könnten Sie ruhig einmal abschneiden."

Typisch, dachte sich Frau Braun. Der könnte doch die Brennnesseln selber ausreißen, wenn sie ihn stören. Sie stand auf und ging zum Gartenzaun.

„Aber Herr Semmelmaier", rief sie, „in einem gesunden Garten wachsen eben Brennnesseln. Die sind gut gegen Schädlinge."

Herr Semmelmaier holte tief Luft und schimpfte: „Brennnesseltee soll auch gut sein fürs Hirn. Trinken Sie mal einen. Vielleicht leuchtet Ihnen dann ein, dass Ihr Unkraut die Nachbarschaft belästigt!"

Da reichte es Frau Braun. Sie hielt sich mit der linken Hand am Gartenzaun fest. Sie kletterte hinauf. Sie schwang sich hinüber. Mit dem rechten Arm holte sie aus. Mit der flachen Hand schlug sie Herrn Semmelmaier auf die Wange. Das knallte richtig laut. Herr Semmelmaiers Gesicht wurde knallrot. Seine Wange leuchtete.

Er schüttelte den Kopf und rief zornig: „Das wird Folgen haben, Frau Nachbarin. Warten Sie nur ab!" Er hielt sich die Wange und ging ins Haus.

Am nächsten Tag klingelte bei Frau Braun das Telefon: „Hallo, hier spricht die Polizei." Der Polizist war ein freundlicher Mann. Er kannte Frau Braun gut – und er kannte auch ihren Nachbarn.

Der Polizist sagte: „Frau Braun, Ihr Nachbar, der grantige Semmelmaier, hat Sie angezeigt – weil Sie ihn geschlagen haben. Jetzt muss ich von Ihnen eine Strafe fordern. Ich würde sagen: Zahlen Sie mir fünf Mark. Wenigstens fünf Mark muss ich verlangen."

Frau Braun brachte dem Polizisten die fünf Mark. Am nächsten Tag war Frau Braun wieder in ihrem Garten und goss ihre Blumen.

Da tauchte Herr Semmelmaier auf. Er rief: „Jetzt hab ich's Ihnen aber gegeben, was? So schnell werden Sie mir keine mehr runterhauen." Frau Braun stand auf.

Sie ging zum Nachbarn und meinte: „Ha, von wegen! Wenn ich gewusst hätte, dass das so billig ist – dann hätt ich Ihnen gleich noch eine Ohrfeige verpasst."

Die Geschichte hat es auch in mein Buch bzw. E-Book „Applaus für Doktor Klaus" geschafft. Das Buch ist ein Sammelband, in dem Sie noch viele weitere meiner Vorlesegeschichten finden.

Geschichten, die es in meine Bücher schaffen, müssen dafür einige Kriterien erfüllen. Sie müssen „rund" sein – eine richtige Geschichte eben. Außerdem müssen die Geschichten auch für andere Menschen, die nicht persönlich darin vorkommen, verständlich sein. Viele sollen sich darin wiedererkennen können.

Im Gegensatz dazu biete ich auch an, persönliche Geschichten individuell für Menschen mit Demenz zu schreiben. Da sind die Kriterien etwas anders. Persönlich bekannte Details über den Zuhörer werden stärker betont als in einer allgemein verwendbaren Geschichte. Rein stilistisch handelt es sich bei den individualisierten Geschichten dann manchmal auch gar nicht um eine Geschichte – sondern um eine Episode, eine Szene oder eine Beschreibung. Egal – es soll ein Text sein, der den Zuhörer persönlich anspricht und abholt.

Mehr als nur eine Geschichte

Ich habe beim Erzählen dieser Geschichte auch gerne die seelsorgerliche Komponente genutzt. Zum Beispiel ging es dann so weiter:

Inzwischen ist Frau Braun eine alte Frau. Vieles hat sie vergessen, trotz Brennnesseltee. Aber ihren Nachbarn Semmelmaier, den hat sie nicht vergessen. Wenn sie an den denkt, steigt immer noch der Zorn von früher in ihr hoch.

Neulich hat ihr mal jemand gesagt: „Ärger dich nicht länger über die alten Geschichten. Das ist ungesund! Den alten Semmelmaier kannst du nicht ändern. Aber du kannst ihm vergeben."

Vorlesen vertreibt die Wolken – wie die Sonne

Geschichten vorgelesen zu bekommen, gehört oftmals zu den schönsten Kindheitserinnerungen – und Vorlesen kann auch Vertrauen schaffen. Darauf weist beispielsweise Johanna Radenbach in ihrem Buch „Aktiv trotz Demenz" hin. Weiter erklärt sie im selben Buch, dass es helfen kann, den Zuhörern Bilder zum Text zu zeigen – oder sie an Gegenständen tasten zu lassen. In der Geschichte „Frau Braun steigt übern Zaun" könnten Sie zum Beispiel ein Bild von einem Garten, einem Gartenzaun oder einem Polizisten verwenden. Als Gegenstand bei der Geschichte mit Frau Braun und dem Polizisten habe ich einmal ein Fünfmarkstück verwendet. Falls Sie keine alte Münze auftreiben können, ginge sicher auch ein Fünfeuroschein oder ein Zweieurostück. Dies regt sie Sinne an. Doch welche weiteren Möglichkeiten gibt es, mit Fühlen, Riechen, Schmecken, Sehen und Hören die Wolken zu vertreiben? Bevor ich darauf eingehe, ein kurzer Überblick über Formen von Demenz.

Was sind Symptome einer Demenz?

Demenz ist nicht gleich Demenz. Die häufigste Form, die Alzheimer-Demenz, beginnt in der Regel schleichend. Probleme mit dem Datum, dem Erinnern kurz zurückliegender Ereignisse oder Absprachen tauchen auf. Orientierung in unbekannter Umgebung fällt schwer.

Die vaskuläre Demenz (betrifft die Blutgefäße) verschlechtert sich dagegen eher plötzlich und in Schüben. Neurologische Symptome wie leichte Lähmungen, Sprachstörungen oder ein hängender Mundwinkel können auftreten.

Bei anderen Formen (Lewy-Körper-Demenz) kann es zu optischen Halluzinationen kommen. Oder zu ausgeprägten Persönlichkeitsveränderungen (Frontotemporale Demenz).

Mit welchen Sonnenstrahlen kann man Demenz-Wolken lichten?

Erinnerungen sind die Sonnenstrahlen, die die Wolken auflösen. Daten aus der Biografie von Emilie sind hier wichtig. Dinge, die der Betroffene erzählt. Episoden, die man über andere Betreuende erfahren kann. Und natürlich Geschichten, die die Angehörigen kennen.

Einige interessante Tatsachen habe ich auf diesem Wege über sie herausgefunden:

- Sie hat 15 Jahre lang einen Schäferhund namens Astor gehabt.
- Bis ins hohe Alter war sie mit dem Motorroller unterwegs.

- Sie liebte Shantys (Seemannslieder).
- Sie liebte Ausflüge an den Bodensee und aß gerne Fisch aus dem See.
- Ferien machte sie am liebsten auf dem Campingplatz.
- Sie segelte gerne und war begeisterte Wasserskifahrerin.

Beruflich wolle sie eigentlich einmal etwas mit Kindern machen. Doch die Zeiten waren hart. Also schlug sie sich durch: Zum Arbeitsdienst war sie in zwei Fabriken, der „Alu" und der „Maggi" in Singen. Sie hat in der Polizeidienststelle geputzt. Außerdem war sie als Platzanweiserin im Singener Kino Central tätig. In einer Arztpraxis hat sie gearbeitet. Dort hat sie das Schreibmaschinenschreiben gelernt. Und war dann bis zur Rente in der Anmeldung im Krankenhaus tätig.

Es geht nicht darum, einen (lückenlosen) Lebenslauf zu erstellen. Sondern um die Suche nach Lichtstrahlen. Denn diese können die Wolken lichten und dem Betroffenen Glücksmomente ermöglichen.

Ihre Schwiegertochter Helga hat erzählt, wie gut Emilie auf Bodensee-Themen reagiert hat. „Das Boot ist jetzt im Wasser", sagte die Schwiegertochter einmal – und Emilie lächelte.

Wie kann man die Wolken noch besser durchdringen? Die Sinne des Menschen können die Sonnenstrahlen verstärken – und die Wolken vertreiben.

Sehen

Licht in die Wolken könnte man hier durch visuelle Reize bringen: Fotos, Fotobücher oder Kalender. Wie wäre es mit Bildern auf dem Tablet oder einem elektronischen Bilderrahmen? Probieren Sie es mit einer Bildersammlung mit Aufnahmen – in Emilies Fall vom Bodensee oder dem Foto eines Motorrollers.

Hören

Emilie war bis zuletzt noch sehr gut über akustische Reize erreichbar. Seemannslieder brachten ihre Augen zum Strahlen. Ihre Schwiegertochter Helga erzählt, dass sie eines Tages, als die Demenz schon fortgeschritten war, mit Emilie auf ihren geliebten Campingplatz gefahren ist. Auf der Anfahrt rief Emilie entzückt: „Oh, der Campingplatz." Und, was besonders beeindruckend war: Zahlreiche Dauercamper waren da. Emilie hat ihre Stimmen alle erkannt. Man kannte sich von früher. Sie hatte die Leute, die zu den Stimmen gehört haben, seit Jahren nicht mehr gesehen. Doch kaum hörte sie diese, sagte sie: „Hallo, Martin." Oder: „Ah, die Johanna ist auch da."

Riechen und Schmecken

Geruch und Geschmack können direkt Erinnerungen im Gehirn anstoßen. Wenn Emilie Fisch vom Bodensee aß oder bei einem Spaziergang ein Motorroller vorbeigefahren ist – und der Geruch des Benzin-Öl-Gemisches noch in der Luft hing, öffneten sich ihre Augen. Und man spürte: Aha, hier schieben sich die Wolken gerade zur Seite.

Fühlen

Emilie hatte früher einen Schäferhund. Wenn ich ihr Bilder von einem Hund mitgebracht habe, war ihre Freude groß. Noch viel größer war diese Freude aber, wenn ihr Sohn Alwin mit seinem Vierbeiner zu Besuch war.

So ein Hund regt gleich mehrere Sinne an. Man sieht ihn nicht nur. Sie streicht ihm übers Fell. Und streicht zugleich die Wolkenwand von ihrer eigenen Vergangenheit weg. Vielleicht taucht ihr früherer Schäferhund Astor vor ihrem inneren Auge auf.

Übrigens: Wissenschaftler der State University of New York konnten in Buffalo zeigen: Die Liebe zu einem Tier macht stressresistenter. Fünfzehn Minuten mit einem Hund spielen schütte die Glückshormone Dopamin und Serotonin aus und reduziert den Cortisolspiegel. In Gesellschaft eines Hundes ging es den Teilnehmern sogar etwas besser als in Gegenwart eines anderen Menschen.

Ich hoffe, dass Ihnen dieser Beitrag Mut macht. Vielleicht haben Sie eine Idee, wie Sie die Wolkenwand im Leben Ihres Menschen mit Demenz vertreiben können.

Es ist nicht selbstverständlich, dass Angehörige so offen berichten. An dieser Stelle Danke an Schwiegertochter Helga und Sohn Alwin, die mir über das Leben von Emilie berichtet haben – und danke für die Erlaubnis, Emilies Geschichte mit ihrem richtigen Namen hier zu erzählen. Möge es viele Betroffene ermutigen.

Wenn Sie sich vorstellen können, auch Ihre Geschichte für meinen Blog zu erzählen, dann wenden Sie sich gerne an mich.

So wünsche ich Ihnen immer wieder Lichtstrahlen, die die Wolkenwand durchdringen!

Entdecken Sie das Potenzial von Geschichten.

Ihr Uli Zeller
www.zeller-geschichten.de

Nützliche Adressen

Broschüren

Hilfreiche Broschüren zu verschiedenen Themen bei der Pflege dementer Menschen (Geld- und Sachleistungen) können Sie in Deutschland kostenlos anfordern beim Bundesministerium für Gesundheit, derzeit sind das die Broschüren:

- Ratgeber Demenz. Informationen für die häusliche Pflege von Menschen mit Demenz.
- Hat Mama Demenz? – Ein Heft über älter werdende Menschen mit Demenz. In Leichter Sprache.
- Pflegebedürftig. Was nun? (deutsch). Die ersten Schritte zur schnellen Hilfe.
- Ratgeber Pflege (BMG). Gesundheit – Pflegeleistungen zum Nachschlagen (BMG).

Aktuelle Informationen finden Sie hier:
https://www.publikationen-bundesregierung.de/pp-de/publikationssuche/ratgeber-demenz-726472
(Sollte der Link irgendwann nicht mehr aktuell sein, geben Sie in eine Suchmaschine im Internet folgende Begriffe ein: Publikationen, Broschüren, Demenz – evtl. noch Bundesregierung.)

Bestellen können Sie diese Broschüren hier:
Publikationsversand der Bundesregierung
Postfach 48 10 09
18132 Rostock
E-Mail: publikationen@bundesregierung.de
Telefon: 030 / 18 272 2721
Fax: 030 / 18 10 272 272 1

Weitere Informationsangebote

* Zum Thema Pflegeleistungen, die Sie in Anspruch nehmen können: https://gesund.bund.de/themen/pflegeleistungen
* Auch das Bürgertelefon zur Pflegeversicherung bietet Ihnen erste Orientierung:
  030 / 340 60 66-02 (Mo–Do 8–18 Uhr, Fr 8–12 Uhr)
* Wer in der Schweiz lebt, ist gut beraten mit der Internetseite der Schweizer Alzheimervereinigung:
  www.alz.ch
  Die Seite ist sehr informativ und aktuell. Da in der Schweiz vieles von Kanton zu Kanton unterschiedlich geregelt ist, können Sie dort auch den eigenen Kanton anwählen. Sie bekommen dort gratis Broschüren und Demenzwegweiser.

Derzeit entsteht meine neue Homepage: www.zeller-geschichten.de

Dort möchte ich immer wieder aktuelle Blogbeiträge rund ums Thema Demenz veröffentlichen. Natürlich werden Vorlesegeschichten dort eine große Rolle spielen.

Und ich möchte die Ohren weiterhin offen halten, was Angehörigen und Betreuenden hilft. Und dies dann auch auf dieser Seite abbilden. Schauen Sie doch mal vorbei.

Im Pflegeheim, in dem ich tätig bin, schreibe ich immer mal wieder persönliche Vorlesegeschichten für Menschen mit Demenz – aufgrund von Erinnerungen und Erlebnissen, die mir die Angehörigen rückblickend über deren Leben erzählen. Immer wieder vorgelesen können diese Geschichten zu wertvollen Erinnerungsankern werden, die eine wertvolle gemeinsame Zeit und glückliche Augenblicke schenken. Wenn Sie eine persönliche Vorlesegeschichte für Ihren Angehörigen möchten, wenden Sie sich über die Homepage an mich.

Literaturverzeichnis

Lesen Sie weiter auf meinem Blog: www.zeller-geschichten.de

Zeitungsartikel
In unserer Lokalzeitung Südkurier habe ich einmal eine Serie mit dem Titel „Leben mit Demenz" geschrieben. Einige Beiträge finden Sie hier: Zwei Interviews mit Medizinern:
1. https://www.suedkurier.de/region/kreis-konstanz/singen/leben-mit-demenz-so-sinkt-das-risiko-zu-erkranken;art372458,10839540
2. https://www.suedkurier.de/region/kreis-konstanz/singen/ist-jeder-dement-nur-wenn-er-mal-verwirrt-ist-achim-gowin-ueber-demenz-und-ihre-symptome;art372458,11007594
Für weitere Artikel aus der Serie geben Sie in eine Suchmaschine folgende Begriffe ein: „Uli Zeller Leben mit Demenz Südkurier".
Es kann sein, dass man ohne Abo nur einen Artikel pro Tag lesen darf. Suchen Sie sich also am besten denjenigen als Erstes aus, der Sie am meisten interessiert.

Erwähnte Bücher
De Klerk-Rubin, Vicki. Mit dementen Menschen richtig umgehen. Validation für Angehörige. Reinhardt.
Duden, Band 11. Redewendungen und sprichwörtliche Redensarten. Dudenverlag.
Evangelisches Gesangbuch. EKD.
Feil, Naomi und De Klerk-Rubin, Vicki. Validation. Ein Weg zum Verständnis verwirrter alter Menschen. Reinhardt.
Gotteslob. Katholisches Gebet- und Gesangbuch. Herder.
Leuthe, Friederike. Richtig sprechen mit dementen Menschen. Reinhardt.
Möller, Christian. Einführung in die Praktische Theologie. UTB.

Scazzero, Peter. Glaubensriesen, Seelenzwerge. Geistliches Wachstum und emotionale Reife. Brunnen.

Strätling, Ulrike. Und plötzlich hieß ich Martha. Zehn Jahre mit meiner demenzkranken Mutter. Brunnen.

Wiegele, Britta und Poulaki, Sophia. Hilfe, ich werde vergesslich. Was Sie für Ihr Gedächtnis tun können und wie man Demenz erkennt. Reinhardt.

Zeller, Uli. Frau Janzen geht tanzen: Fröhliche Geschichten zum Vorlesen für Menschen mit Demenz. Brunnen. E-Book.

Zeller, Uli. Frau Krause macht Pause: Andachten zum Vorlesen für Menschen mit Demenz. Brunnen. E-Book.

Zeller, Uli. Frau Franke sagt Danke. Mutmachgeschichten zum Vorlesen für Menschen mit Demenz. Brunnen. E-Book.

Zeller, Uli. Applaus für Doktor Klaus. Die besten Vorlesegeschichten aus sieben Jahren. Sammelband. Brunnen. Als gedrucktes Buch und als E-Book erhältlich.

Erwähnte Seiten im Internet

Alzheimer Forschung Initiative e. V.: www.alzheimer-forschung.de

Alzheimer Gesellschaft Baden-Württemberg, Infoportal Demenz: www.alzheimer-bw.de

Bundesministerium für Familie, Senioren, Frauen und Jugend: www.wegweiser-demenz.de

Bundesministerium für Gesundheit: www.pflegeleistungs-helfer.de

Deutsche Alzheimer Gesellschaft, Selbsthilfe Demenz: www.deutsche-alzheimer.de

Schweizerische Alzheimervereinigung: www.alz.ch

Zollstock-Geschichte des Gelähmten: http://www.derkindergottesdienst.de/kleinkinder/dergelaehmte.htm

Uli Zeller

Applaus für Doktor Klaus

Die besten Vorlesegeschichten

160 Seiten. Taschenbuch
ISBN 978-3-7655-4383-8

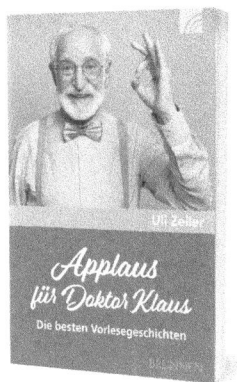

Der neue Erzählband des erfolgreichen Autors Uli Zeller enthält das Beste aus sieben Jahren Vorlesegeschichten für Senioren und Menschen mit Demenz.

Mit viel Herz schreibt Uli Zeller schon seit vielen Jahren kurze Geschichten, Reime und Rätsel für Menschen mit Demenz. In seiner Arbeit nutzt er die eigenen Texte und hat jetzt das Beste aus sieben Jahren Vorlesegeschichten zusammengestellt und leicht überarbeitet. Die Geschichten sind praxiserprobt und eignen sich wunderbar zum Vor- oder Selbstlesen. Wer mit Menschen mit Demenz arbeitet, weiß, dass lange Texte oft nicht bis zum Ende gelesen werden können. Die Geschichten in diesem Buch sind kurz, kurzweilig und erinnern an vergangene Zeiten. So zaubern sie Lesern und Zuhörern ein Lächeln ins Gesicht. Sie greifen auf bekannte Redensarten zurück oder laden zum Raten und Mitmachen ein. Das macht Spaß, trainiert das Gedächtnis und schenkt Erfolgserlebnisse.

Mit dabei sind Geschichten zum Tagesverlauf, Geschichten zu den Jahreszeiten, Geschichten (nicht nur) für Männer und vieles mehr.

Uli Zeller

Frau Schmitt fährt mit

Fröhliche Reisegeschichten zum
Vorlesen und Erinnern

144 Seiten. Taschenbuch
ISBN 978-3-7655-4349-4

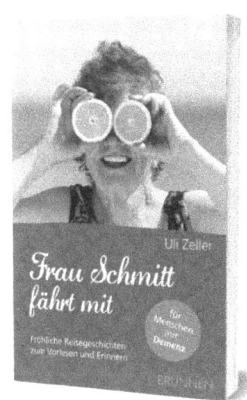

Egal ob mit dem Flugzeug nach Spanien, mit dem Auto nach Italien
oder mit dem Zug an die Ostsee – Reisen und Urlaube bergen immer
einen großen Schatz an Erinnerungen. Man denkt zurück an die Zeit,
als man im Urlaub seiner ersten großen Liebe begegnete, wohin man auf
Hochzeitsreise ging oder wie es war, als die Kinder klein waren und man
zusammen am Strand gespielt hat oder in den Bergen gewandert ist.

Mit viel Augenzwinkern und Herz erzählt Uli Zeller davon in zahlrei-
chen Geschichten.

Kurze Sätze helfen, Menschen mit Demenz nicht zu überfordern.
Kleine Rätsel, Lieder oder Reime laden zum Mitmachen ein. Alle Geschichten wurden in der Praxis mit Senioren ausführlich und intensiv
erprobt.